Dhruti Mehta
Gaurav Kumar Sharma
Neeraj Kumar Kamra

Bases de Schiff de sulfonamidas com incorporação de chalconilo

Dhruti Mehta
Gaurav Kumar Sharma
Neeraj Kumar Kamra

Bases de Schiff de sulfonamidas com incorporação de chalconilo

Síntese e avaliação biológica de bases de Schiff de sulfonamidas incorporadas com chalconilo

ScienciaScripts

Cover image: www.ingimage.com

This book is a translation from the original published under ISBN 978-3-659-83152-2.

Publisher:
Sciencia Scripts
is a trademark of
Dodo Books Indian Ocean Ltd. and OmniScriptum S.R.L publishing group

120 High Road, East Finchley, London, N2 9ED, United Kingdom
Str. Armeneasca 28/1, office 1, Chisinau MD-2012, Republic of Moldova, Europe
Printed at: see last page
ISBN: 978-620-8-34388-0

Índice:

Capítulo 1

INTRODUÇÃO

1.1 Agentes antimicrobianos

[th]Os medicamentos antimicrobianos são a maior contribuição do século XX para a terapêutica. O seu aparecimento mudou a perspetiva do médico sobre o poder que os medicamentos podem ter sobre as doenças. São um dos poucos medicamentos curativos. A sua importância é ainda maior nos países em desenvolvimento, onde predominam as doenças infecciosas. Como classe, são um dos fármacos mais frequentemente utilizados, bem como dos mais incorretamente utilizados.

Os medicamentos desta classe diferem de todos os outros na medida em que se destinam a inibir/matar o organismo infetante e a ter um efeito nulo/mínimo no recetor. Este tipo de terapia é geralmente designado por quimioterapia, que passou a significar "tratamento de infecções sistémicas com medicamentos específicos que suprimem seletivamente o microrganismo infetante sem afetar significativamente o hospedeiro". A base da toxicidade microbiana selectiva é a ação do medicamento sobre um componente do micróbio (por exemplo, a parede celular bacteriana) ou sobre processos metabólicos que não se encontram no hospedeiro, ou a elevada afinidade de certas biomoléculas microbianas. Devido à analogia entre a célula maligna e os micróbios patogénicos, o tratamento de doenças neoplásicas com medicamentos é também designado por "quimioterapia" .[1]

Inicialmente, o termo "agente quimioterapêutico" restringia-se aos compostos sintéticos, mas atualmente, uma vez que muitos antibióticos e seus análogos foram sintetizados, este critério tornou-se irrelevante; tanto os medicamentos sintéticos como os produzidos microbiologicamente devem ser incluídos. Seria mais significativo utilizar o termo agente antimicrobiano (AMA) para designar tanto os medicamentos sintéticos como os obtidos naturalmente que atenuam os microrganismos.

Os antibióticos são classificados em: Bateriostáticos e Bactericidas, em que "estático" significa inibição e cidal significa matar. Estas substâncias são produzidas por microrganismos, que suprimem seletivamente o crescimento ou matam outros microrganismos em concentrações muito baixas. Esta definição exclui outras substâncias naturais que também inibem os microrganismos mas são produzidas por formas superiores (por exemplo, anticorpos) ou mesmo as produzidas por micróbios mas que são necessárias em concentrações elevadas (etanol, ácido lático, $H2O2$) .[1]

1.1.1 Classificação:

Os agentes antimicrobianos podem ser classificados da seguinte forma:

Tabela 1.1: Classificação dos agentes antimicrobianos

S. Não.	Classe	Drogas
1.	Sulfonamidas	Sulfadiazina, Sulfonas - Dapsona (DDS), Ácido paraaminosalicílico (PAS)
2.	Diaminopirimidinas	Pirimetamina, Trimetoprim
3.	Quinolonas	Norfloxacina, Cirpofloxacina, Ácido nalidíxico
4.	Antibióticos ß-lactâmicos	Penicilinas, cefalosporinas
5.	Tetraciclinas	Oxitetraciclinas, Doxitetraciclinas
6.	Derivados do nitrobenzeno	Cloranfenicol
7.	Aminoglicosídeos	Estreptomicina, Gentamicina, Amicacina
8.	Antibióticos macrólidos	Eritromicina, Claritromicina, Azitromicina
9.	Antibióticos lincosamida	Lincomicina, Clindamicina
10.	Antibióticos glicopeptídeos	Vancomicina, Teicoplanina
11.	Oxazolidinão	Linezolida
12.	Antibióticos polipeptídicos	Polimixina-B, Colistina, Bacitracina
13.	Derivados do nitrofurano	Nitrofurantoína, Furazolidona
14.	Nitroimidazóis	Metronidazol, Tinidazol
15.	Derivados do ácido nicotínico	Isoniazida, pirimetamina, etionamida
16.	Antibióticos poliénicos	Nistatina, anfotericina-B
17.	Derivados azólicos	Clotrimazol, Fluconazol, Cetoconazol
18.	Outros	Rifampina, cicloserina, etambutol

A distinção inicial entre os antibióticos de espetro estreito e de espetro alargado já não é clara. Atualmente, estão disponíveis medicamentos com todas as bandas intermédias, por exemplo, cefalosporinas de espetro alargado, cefalosporinas mais recentes, aminoglicosídeos, etc. No entanto, os termos "espetro estreito e "espetro alargado" continuam a ser aplicados. Alguns fármacos primariamente estáticos podem tornar-se cidais em concentrações mais elevadas (como as atingidas no trato urinário), por exemplo, sulfonamidas, eritromicina, nitrofurantoína. Por outro lado, alguns medicamentos cidais, como o cotrimoxazol e a estreptomicina, só podem ser estáticos em determinadas circunstâncias .[1]

Terapia empírica e definitiva-

1. Terapia empírica - baseada no tratamento dos organismos mais prováveis para uma infeção específica

2. Terapêutica definitiva - após identificação do organismo. Pode ou não ter informações sobre suscetibilidade e resistência .[2]

1.1.2 Mecanismo de ação:

Quadro 1.2: Mecanismo de ação dos agentes antimicrobianos

S. Não.	Mecanismo de ação	Agente
1.	Danos na parede celular	Penicilinas Glicopeptídeos Cefalosporinas Monobactâmicos
2.	Danos na membrana citoplasmática	Polimixinas Antifúngicos poliénicos
3.	Metabolismo do ácido nucleico	Quinolonas Nitrofurantoínas Rifampicina
4.	Biossíntese de proteínas	Tetraciclina Cloranfenicol Aminoglicosídeos Macrólidos
5.	Modificação do metabolismo energético	Sulfonamidas Dapsona Trimetoprim

Os alvos mais comuns das acções dos medicamentos antimicrobianos dividem-se em 5 categorias básicas:

A. Inibição da síntese da parede celular

B. Inibição da síntese proteica

C. Inibição da síntese de ácidos nucleicos

D. Efeitos sobre os esteróis da membrana celular (agentes antifúngicos)
E. Inibição de etapas metabólicas únicas[2]

1.1.3 Resistência bacteriana aos agentes antimicrobianos:

O recente aparecimento de resistência aos antibióticos em agentes patogénicos bacterianos, tanto nosocomiais como na comunidade, é um desenvolvimento muito grave que ameaça o fim da era dos antibióticos. Atualmente, mais de 70% das bactérias associadas a infecções hospitalares nos Estados Unidos são resistentes a um ou mais dos medicamentos anteriormente utilizados para as tratar. As estirpes de pneumococos resistentes à penicilina representam 50% ou mais dos isolados em alguns países europeus, e a proporção dessas estirpes está a aumentar nos Estados Unidos. O aparecimento a nível mundial de *Haemophilus* e gonococos produtores de b-lactamase constitui um problema terapêutico importante. As estirpes de *Staphylococcus aureus resistentes à meticilina* são endémicas nos hospitais e são cada vez mais isoladas de infecções adquiridas na comunidade. Foram notificadas estirpes de *S. aureus* resistentes a múltiplos medicamentos com suscetibilidade intermédia aos antibióticos e resistência de alto nível à vancomicina. Atualmente, existem estirpes de enterococos, *Pseudomonas* e *Enterobacter* que são resistentes a todos os antibióticos disponíveis. Foram registadas nos Estados Unidos epidemias de estirpes de *Mycobacterium tuberculosis* resistentes a múltiplos medicamentos.

A propagação desenfreada da resistência aos antibióticos exige uma abordagem mais responsável à utilização de antibióticos. Os Centros de Controlo e Prevenção de Doenças delinearam uma série de passos para prevenir ou diminuir a resistência antimicrobiana. Os componentes importantes incluem a utilização adequada da vacinação, a utilização criteriosa e a devida atenção aos cateteres de demora, o envolvimento precoce de especialistas em doenças infecciosas, a escolha da terapêutica antibiótica com base nos padrões locais de suscetibilidade dos organismos, uma técnica anti-séptica adequada para garantir a infeção e não a contaminação, a utilização adequada de antibióticos profilácticos em procedimentos cirúrgicos, procedimentos de controlo de infecções para isolar o agente patogénico e o cumprimento rigoroso da higiene das mãos.

A membrana externa das bactérias gram-negativas é uma barreira permeável que impede a entrada de grandes moléculas polares na célula. As moléculas polares pequenas, incluindo muitos antibióticos, entram na célula através de canais proteicos chamados *porinas.* A ausência, a mutação ou a perda de um canal de porina favorecido pode diminuir a taxa de entrada do fármaco na célula ou impedir totalmente a entrada, reduzindo efetivamente a concentração do fármaco no local-alvo. Se o alvo for intracelular e o fármaco necessitar de transporte ativo através da membrana celular, uma mutação ou alteração fenotípica que desactive este mecanismo de transporte pode conferir resistência. Por exemplo, *a gentamicina,* que tem como alvo o ribossoma, é transportada ativamente através da membrana celular utilizando a energia fornecida pelo gradiente eletroquímico da membrana. Este gradiente é gerado por enzimas respiratórias que acoplam o transporte de electrões e a fosforilação oxidativa. Uma mutação numa enzima desta via ou condições anaeróbicas (o oxigénio é o aceitador terminal de electrões desta via e a sua ausência reduz a energia potencial da membrana) retarda a entrada da gentamicina na célula, resultando em resistência. As bactérias também possuem bombas de efluxo que podem transportar os fármacos para fora da célula. A resistência a numerosos fármacos, incluindo a tetraciclina, o cloranfenicol, as fluoroquinolonas, os macrólidos e os antibióticos b-lactâmicos, é mediada por um mecanismo de bomba de efluxo que descreve os múltiplos componentes da membrana e do periplasma que reduzem as concentrações intracelulares dos antibióticos 0-lactâmicos e causam resistência .[3]

1.2 Chalcona

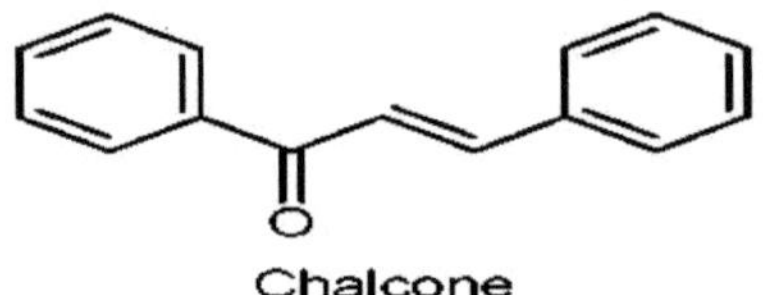

Chalcone

A química das chalconas tem gerado intensos estudos científicos em todo o mundo. O interesse tem-se centrado especialmente na síntese e nas actividades biodinâmicas das chalconas. O nome "Chalconas" foi dado por Kostanecki e Tambor. Estes compostos são também conhecidos como benzalacetofenona ou benzilideno acetofenona. Nas chalconas, dois anéis aromáticos estão ligados por uma cadeia alifática de três carbonos. A chalcona é um excelente síntono que permite conceber uma variedade de novos heterociclos com bom perfil farmacêutico.

As chalconas apresentam atividade antimicrobiana[4] , antimalárica[5] , anticancerígena[6] , antioxidante[7] , anti-inflamatória[8] , antituberculosa, antiprotozoária[9] , antifilarial[10] , antibacteriana[11] , antifúngica[12] , analgésica, hipoglicémica[13] , Antileishmanial, Atividade citotóxica[14] , Atividade larvicida de mosquitos[15] , Anticonvulsivo[16] , Atividade inibidora da alfa-amilase de mamíferos[17] , Atividade inibidora da COX[18] , Atividade inibidora da MAO .[19]

As chalconas são cetonas a,P-insaturadas que contêm o grupo cetoetilénico reativo -CO-CH=CH-. Estes compostos são coloridos devido à presença do cromóforo - CO-CH=CH-, que depende da presença de outros auxocromos. O método mais conveniente é a condensação de Claisen-Schimdt de quantidades equimolares de arilmetilcetona com aldeído de arilo na presença de álcali alcoólico .[20]

As chalconas são utilizadas para sintetizar vários derivados como cianopiridinas, pirazolinas, isoxazóis e pirimidinas com diferentes sistemas de anéis heterocíclicos. As chalconas representam um grupo importante de compostos naturais com uma variedade de actividades biológicas, incluindo antibacterianas e antifúngicas. Encontraram numerosas aplicações como pesticidas, fotoprotectores em plásticos, cremes solares, aditivos alimentares, bem como agentes anti-inflamatórios e anticancerígenos. A licochalcona A oxigenada foi previamente descrita como um composto antibacteriano moderadamente potente com atividade contra bactérias Gram-positivas. O rápido desenvolvimento de resistência a bactérias Gram-positivas clinicamente importantes é uma séria ameaça à saúde pública. Staphylococcus aureus pode produzir uma série de doenças que afectam os seres humanos e os animais .[21]

As principais funções da chalcona são: purifica o sangue, fortalece o sistema imunitário, controla o nível de colesterol, regula a pressão sanguínea, suprime a secreção ácida, previne o trombo, suprime a citopatia, é antibacteriana, previne o cancro e promove o metabolismo .[22]

As chalconas e os seus derivados apresentam uma vasta gama de actividades farmacológicas, tais como actividades antimaláricas, anticancerígenas, antiprotozoárias (antileishmaniais e antitripanossómicas), anti-inflamatórias, antibacterianas, antifilariais, antifúngicas, antimicrobianas, larvicidas, anticonvulsivantes e antioxidantes. Apresentam igualmente uma inibição das enzimas, nomeadamente da alfa-amilase dos mamíferos, da ciclo-oxigenase (COX) e da monoamina oxidase (MAO), bem como uma atividade antimitótica .[23]

1.2.1 Nomenclatura e diversidade de estruturas

Foram sugeridos diferentes métodos de nomenclatura da chalcona em diferentes alturas. O padrão seguinte foi adotado pelo "Chemical Abstracts", publicado pela Sociedade Americana de Química.

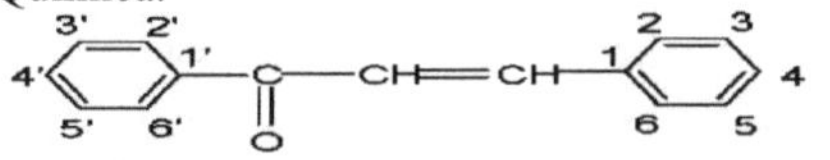

O British Chemical Abstract e o Journal of Chemical Society seguiram o seguinte sistema .[24]

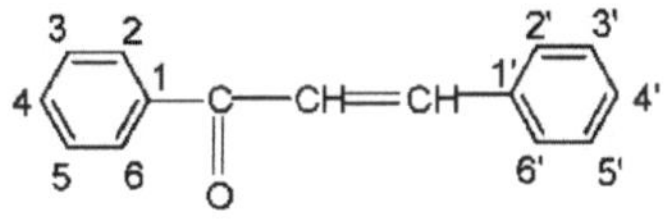

A estrutura clássica das chalconas são os derivados da 1,3-difenil-2-propen-1-ona e são normalmente provenientes de produtos naturais. No entanto, com o desenvolvimento, as chalconas não incluem apenas derivados de 1,3-difenil-2-propeno-1-ona, mas também derivados de 2-propeno-1-ona, nos quais na posição 1 e 3 estão ligados outros anéis aromáticos ou mesmo anéis não aromáticos. As chalconas estruturalmente modificadas são geralmente obtidas a partir da origem sintética .[25]

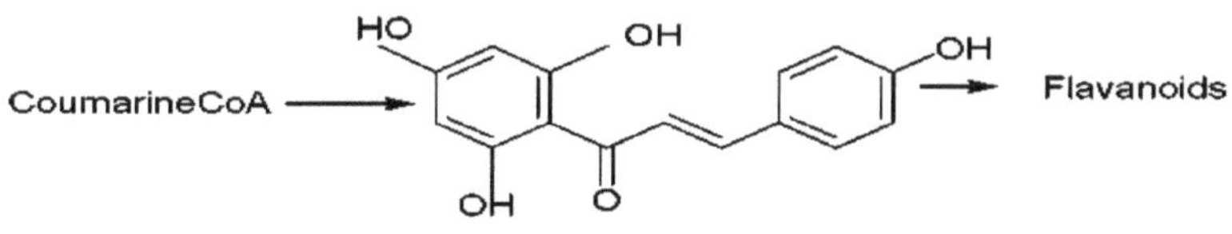

Figura 1.1: Processo biossintético da chalcona

1.2.2 Processo biossintético da Chalcona

A chalcona sintase (CHS) é fundamental para a biossíntese de fitoalexinas flavonóides antimicrobianas e pigmentos de antocianina nas plantas. Produz chalcona através da condensação de um p-cumaroyl- e três tioésteres de malonil-coenzima A num intermediário de reação policetídeo que cicliza. A primeira etapa envolve a transferência de uma fração cumaroílica de uma molécula inicial de 4-cumaril-CoA para a Cys164. Em seguida, ocorre uma série de reacções de condensação de três unidades de acetato a partir de malonil-CoA, cada uma delas passando por um acetil-CoAcarbónio derivado da descarboxilação de malonil-CoA. Isto prolonga o intermediário policetídeo. Após a geração de um tetracetídeo ligado ao tioéster, ocorre uma condensação regioespecífica C1,C6 Claisen, formando um novo sistema de anéis para gerar a naringenina chalcona .[26]

1. 3Sulfonamidas

As sulfonamidas foram os primeiros agentes antimicrobianos (AMAs) eficazes contra as infecções bacterianas piogénicas. A sulfonamido-crisoidina (Prontosil Red) foi um dos corantes utilizados por Domagk no tratamento de infecções estreptocócicas experimentais em ratos, tendo-se revelado muito eficaz. Posteriormente, curou a sua filha de septicemia estreptocócica (que era 100% fatal nessa altura) com o prontosil. Em 1937, tornou-se claro que o prontosil era decomposto no organismo para libertar sulfanilamida, que era o agente antibacteriano ativo. Um grande número de sulfonamidas foi produzido e utilizado extensivamente nos anos subsequentes, mas devido ao rápido aparecimento de resistência bacteriana e à disponibilidade de muitos antibióticos mais seguros e eficazes, a sua utilidade atual é limitada, exceto em combinação com trimetoprim (ascotrimoxazol) ou pirimetamina (formalária) .[1]

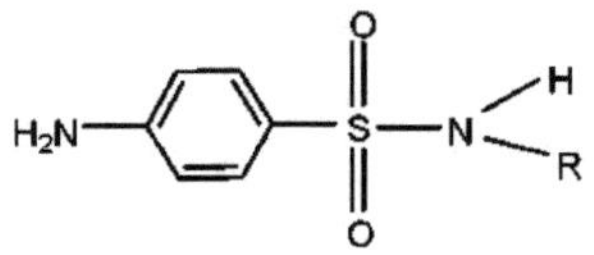

$H_2N-C_6H_4-SO_2-NHR$

1.3.1 Classificação das sulfonamidas:

Quadro 1.3: Classificação das sulfonamidas

S. Não	Ação	Drogas
1.	Ação curta (4-8 horas)	Sulfadiazina
2.	Representação intermédia (8-12 h)	Sulfametoxazol
3.	Ação longa (~7 dias)	Sulfadoxina, Sulfametopirazina
4.	Sulfonamidas para fins especiais	Sulfacetamida Sódica, Sulfassalazina

1.3.2 Mecanismo de ação das sulfonamidas:

1. As sulfonamidas suprimem o crescimento bacteriano através da inibição da síntese do ácido fólico (folato), um composto necessário a todas as células para a biossíntese do ADN, ARN e proteínas.
2. As sulfonamidas bloqueiam competitivamente o ácido para-aminobenzóico (PABA) para

impedir a síntese de ácido fólico em bactérias susceptíveis.

3. As sulfonamidas não actuam na parede celular, mas são classificadas pela sua ação como antimetabolitos .[1]

1.3.3 Sulfacetamida

$$NH_2-C_6H_4-SO_2-NH-C(=O)-CH_3$$

É um composto altamente solúvel que produz uma solução neutra que é apenas ligeiramente irritante para os olhos em concentrações até 30%. É utilizado topicamente para infecções oculares devidas a bactérias susceptíveis e *clamídia*, incluindo oftalmia neonatorum causada por *Ch. oculogenitalis*. Atinge concentrações elevadas no segmento anterior e no humor aquoso após instilação tópica[1] . A sulfacetamida é o derivado N1-acetil-substituído da *sulfanilamida*. A sua solubilidade aquosa (1:140) é aproximadamente 90 vezes superior à da sulfadiazina. As soluções do sal de sódio do fármaco (ISOPTO-CETAMIDE, outros) são amplamente utilizadas no tratamento de infecções oftálmicas. Embora a sulfonamida tópica para a maioria dos fins seja desaconselhada devido à falta de eficácia e ao elevado risco de sensibilização, a sulfacetamida tem algumas vantagens. Concentrações aquosas muito elevadas não são irritantes para o olho e são eficazes contra microrganismos susceptíveis. Uma solução a 30% do sal de sódio tem um pH de 7,4, enquanto as soluções de sais de sódio de outras sulfonamidas são altamente alcalinas. A droga penetra nos fluidos e tecidos oculares em alta concentração. As reacções de sensibilidade à sulfacetamida são raras, mas o medicamento não deve ser utilizado em doentes com hipersensibilidade conhecida às sulfonamidas .[3]

1.3.4 Aspeto farmacocinético das sulfonamidas

A maioria das sulfonamidas é rapidamente absorvida no trato gastrointestinal e atinge concentrações máximas no plasma em 4-6 horas. Normalmente, não são administradas por via tópica devido ao risco de sensibilização ou de reacções alérgicas.

Os fármacos passam para os exsudados inflamatórios e atravessam as barreiras placentárias e hemato-encefálicas. São metabolizados principalmente no fígado, sendo o principal produto um derivado acetilado que carece de ação antibacteriana .[27]

Capítulo 2

2. REVISÃO DA LITERATURA

A pesquisa bibliográfica revela que as chalconas têm recebido uma atenção considerável durante as últimas décadas, uma vez que são dotadas de uma variedade de actividades biológicas e de uma vasta gama de propriedades terapêuticas.

1. Vibhute YB e Baseer MA (**2003**) efectuaram e estimaram a síntese e a atividade de novas hidroxicalconas da nova série 2' como agentes antibacterianos .[28]

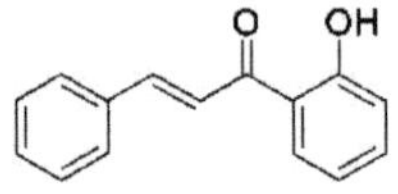

2. Prasad YR *et al.,* (**2008**) estudaram a síntese e a atividade antimicrobiana de uma série de chalconas preparadas por condensação de Claisen-Schmidt de acetofenonas adequadas com aldeído aromático .[29]

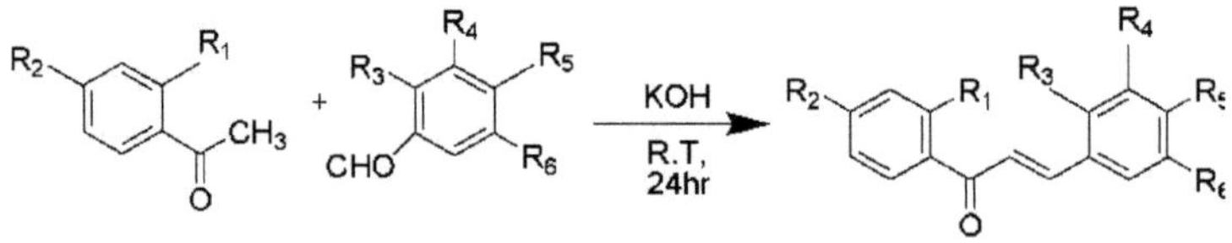

3. Tapas AR *et al.,* (**2010**) desenvolveram a síntese e estimaram a atividade antimicrobiana de uma série de chalconas que foram preparadas por condensação de Claisen-Schmidt de acetofenonas adequadas com aldeído aromático .[30]

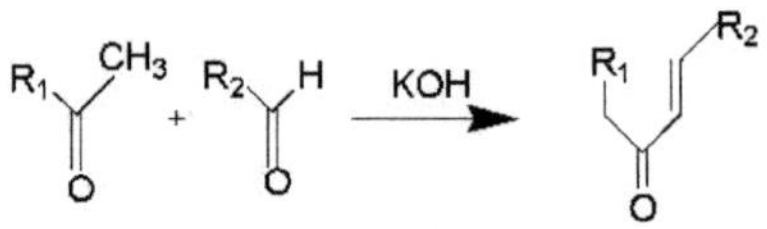

4. Nowakowaska Z *et al.,* (**2008**) efectuaram a síntese de 40 séries substituídas de chalconas e testaram a sua atividade antibacteriana e antifúngica *in vitro* .[31]

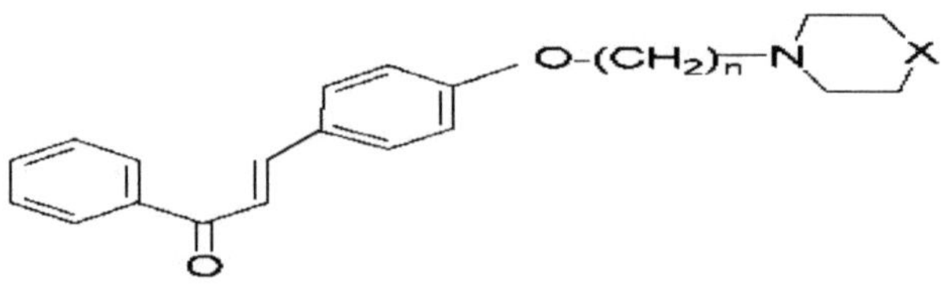

5. Shivahare R *et al.,* (**2014**) estimaram a atividade antileishmanial de uma biblioteca de

análogos sintéticos de chalconas, entre os quais 6 compostos mostraram uma melhor atividade em comparação com o medicamento comercializado Miltefosin em estudos *in vitro* contra a forma amastigota intracelular de *Leishmania donovani.* Os estudos de farmacocinética e de ligação à albumina sérica também sugerem que um desses compostos tem potencial para ser um candidato ao tratamento da forma não cicatrizante da leishmaniose .[32]

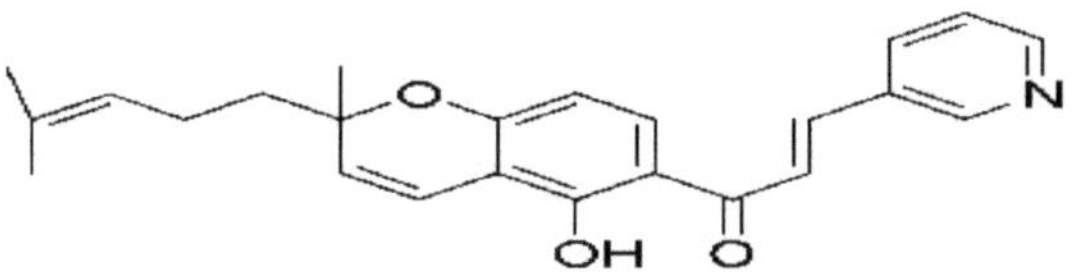

OH O

6. Sikander M *et al.,* (**2011**) estimaram a atividade citoprotectora da Trans-chalcona contra a toxicidade induzida pelo peróxido de hidrogénio em células de carcinoma hepatocelular (Hep G2). Avalia os efeitos moduladores da trans-chalcona na proteção do stress oxidativo causado pelo peróxido de hidrogénio em células de carcinoma hepatocelular .[33]
7. Balasubramaniam R *et al.,* (**2013**) derivaram uma série de chalconas monossubstituídas com potencial atividade anti-inflamatória concebida para dar origem a uma biblioteca de ligandos com substituição do anel A. A atividade anti-inflamatória foi realizada e observou-se que um composto era o derivado mais promissor .[34]

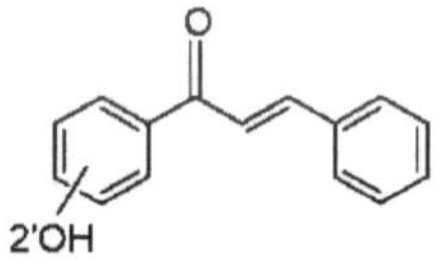

O

2'OH

8. Prasad YR *et al.,* (**2008**) estimaram a atividade antimicrobiana de algumas novas chalconas sintetizadas pela condensação de 2-acetilpiridina com aldeído. De entre muitos compostos, verificou-se que um composto possuía atividade antibacteriana e antifúngica .[35]

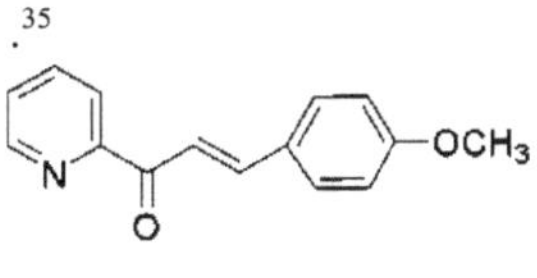

N OCH3

O

9. Nagaraj A e Reddy CS determinaram uma série de novas bis-chalconas preparadas por reação de 5,5'-metileno-bis-salicilaldeído com várias acetofenonas e, subsequentemente, com tioureia, resultando nas correspondentes bis-tiazinas e bispirimidinas. Posteriormente, a atividade antibacteriana, antifúngica e anti-inflamatória dos compostos sintetizados foi também avaliada .[36]

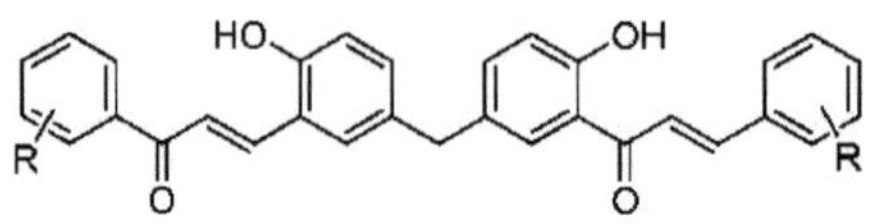

10. Habib SI e Kulkarni PA efectuaram a síntese de uma série de 1, 3-diaril-2-propeno-1-onas utilizando uma série de condensações de Claisen-Schmidt e todos os compostos foram analisados quanto à sua atividade antibacteriana e antifúngica

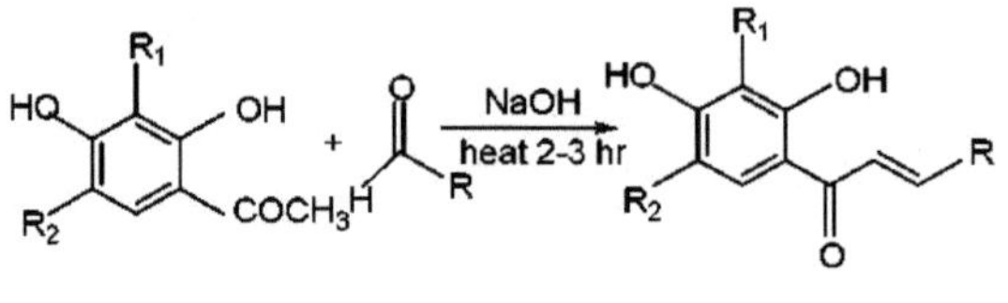

11. Sreedhar NV *et al.,* (**2010**) implementaram um novo método para a síntese de 1,3-diaril-2-propeno-1-onas via Claisen-Schmidt é introduzido usando PEG-400 reciclável como um solvente de reação alternativo .[38]

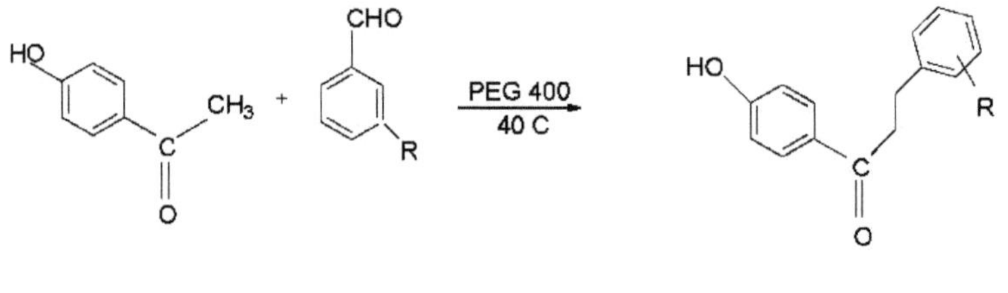

12. Bandgar BP *et al.,* (**2009**) prepararam uma nova série de 1-(2,4-dimetoxi-fenil)- 3-(1,3-difenil-1H-pirazol-4-il)-propenona por condensação de Claisen-Schmidt de 1-(2,4-dimetoxi-fenil)-etanona e 1,3-difenil-1H-pirazol-4-carbaldeídos substituídos. Os compostos foram avaliados quanto à sua atividade anti-inflamatória, antioxidante e antimicrobiana .[39]

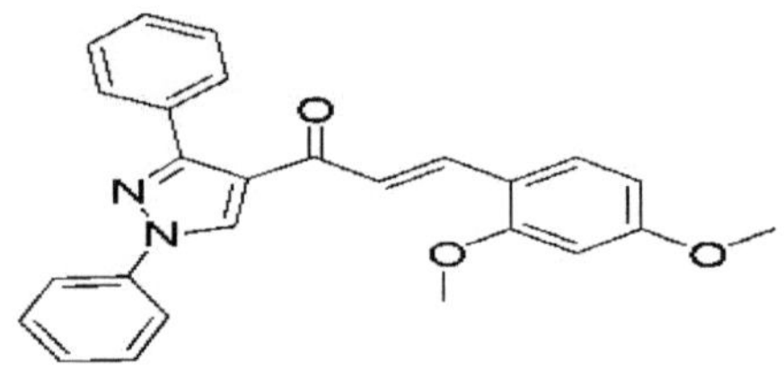

13. Tomar V *et al.,* (**2007**) desenvolveram duas novas séries de chalconas através da reação de 1-(4- piperazin-1-il-fenil)etanona e 1-(2,5-dicloro-3-tienil)-1-etanona com diferentes benzaldeídos substituídos por condensação de Claisen-Schmidt e avaliaram a atividade antimicrobiana. O composto mais potente neste estudo apresentou um valor MIC50 de 2,22 iiginl contra *Cadida albicans* .[40]

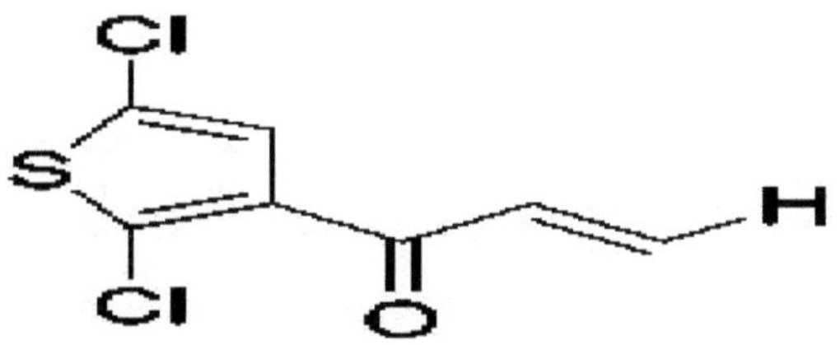

14. Azad M *et al.,* (**2007**) prepararam uma série de chalconas à base de quinolina por condensação de quinolina-3-carbaldeído com acetofenona N-substituída-3-acetil-4-hidroxi-2-quinolina com carbaldeído hidrocíclico e os compostos foram sintetizados para actividades antimicrobianas.[41]

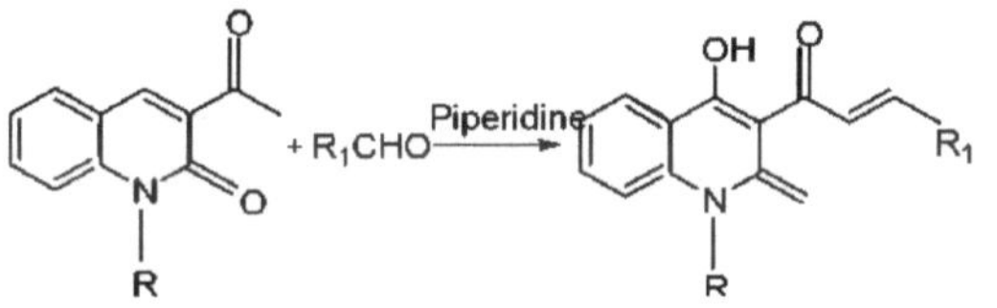

15. Panchal AD *et al.,* (**2011**) sintetizaram a chalcona 3-(Substituída-fenil)-N-(4H- 1,2,4-triazol-4-il)acrilamida por condensação de benzaldeído substituído com N-(4H-1,2,4-triazol-4-il)acetamida em condições básicas. Apresentam uma atividade antimicrobiana e antifúngica promissora .[42]

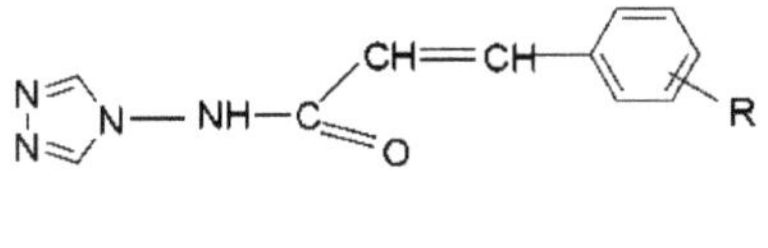

16. Liaras K *et al.,* (**2011**) desenvolveram uma nova classe de derivados estruturalmente novos que incorporam duas estruturas bioactivas conhecidas, um tiazol e uma chalcona, para produzir uma classe de compostos com propriedades antimicrobianas interessantes. Quase todos os compostos exibiram uma maior atividade antibacteriana, pelo que podem ser candidatos a novos fármacos promissores .[43]

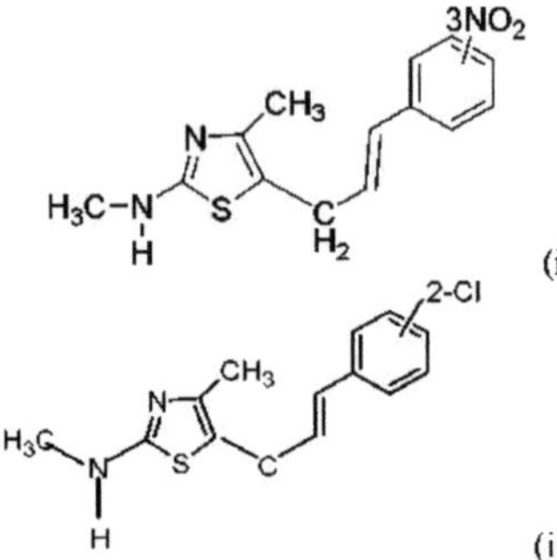

(i)

(ii)

17. Gupta S *et al.*, **(2014)** estudaram as actividades antileishmaniais de chalconas sintéticas que exibiram uma atividade in vitro potente (intervalo IC50 de 1,70 a 8 LIM) contra formas promastigotas extracelulares e amastigotas intracelulares de *Leishmania donovani.* Uma das Chalconas mostrou 83,32% de inibição do parasita a uma dose de 50 mg/kg durante 10 dias, enquanto que 75,89% de inibição do parasita a uma dose de 100 mg/kg durante 5 dias por via intraperitoneal no dia 7 pós-tratamento .[44]

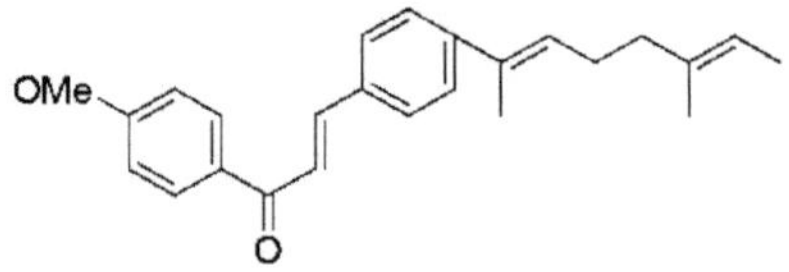

18. Ameta KL *et al.* efectuaram uma síntese fácil de algumas chalconas novas por condensação de alguns aldeídos aromáticos substituídos de forma variada e 2,4-dihidroxiacetofenona. Descreveram também as suas subsequentes transformações rápidas, numa única panela, em 2-aminobenzeno-1,3-dicarbonitrilos com malononitrilo e morfolina .[45]

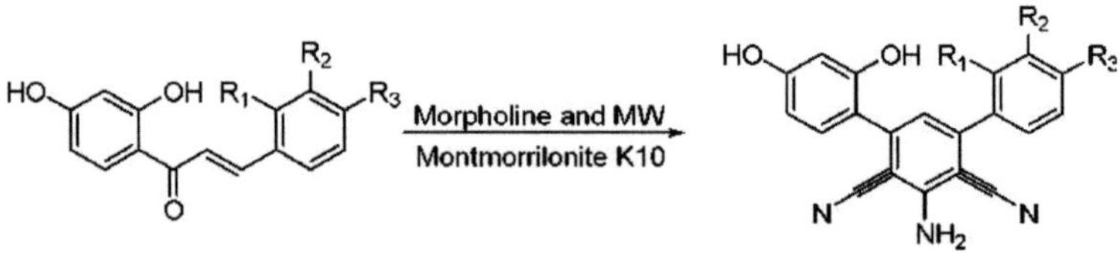

Morpholine and MW

Montmorrilonite K10

19. Solankee A *et al.* efectuaram a condensação catalisada por bases de cetonas com diferentes aldeídos e obtiveram chalconas 2,4-bis-(fenilamino)-6-[40-{300-(4-substituído fenil/2-furanil/2-tienil)-200-propenon-100-il}fenilamino]-s-triazinas.

As chalconas, ao serem ciclizadas com hidrato de hidrazina na presença de ácido acético glacial, nitrato de guanidina na presença de álcali e malononitrilo na presença de acetato de amónio, dão origem às correspondentes acetilpirazolinas, aminopirimidinas e cianopiridinas. Um dos compostos sintetizados apresentou a melhor atividade antibacteriana contra todas as bactérias testadas com CIM e CBM muito baixos, muito inferiores aos da ampicilina e quase 1,5 vezes inferiores, na maioria dos casos, aos da estreptomicina .[46]

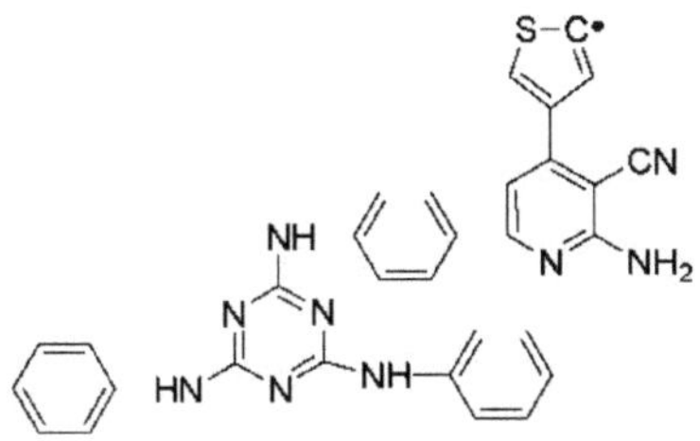

20. Garg S e Raghav N efectuaram a síntese de algumas novas chalconas constituídas por um grupo carbonilo insaturado e uma ligação C=N, ou seja, 1-(4- (benzilidenoamino)fenil)-3-fenilprop-2-en-1-ona por condensação de Claisen Schmidt e estudaram a influência da sua presença na albumina de soro bovino .[47]

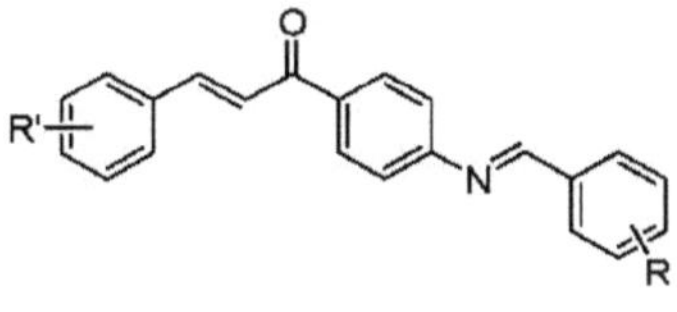

Capítulo 3
FINALIDADE E OBJECTIVOS

1. Para efetuar a síntese de derivados de Chalcona.
2. Efetuar a síntese de bases de Schiff de sulfonamidas incorporadas com chalconilo.
3. Caracterizar todos os compostos sintetizados através de dados de atividade física (fórmula molecular, peso molecular, ponto de fusão, recristalização, valor Rf).
4. Caracterização química dos compostos recém-sintetizados por IR, NMR e dados espectrais de massa.
5. Estudos computacionais *in silico*.
6. Avaliação biológica da sua atividade antimicrobiana.

Capítulo 4

4. PLANO DE TRABALHO

O plano de trabalho proposto será composto pelas seguintes etapas:

1. Síntese de algumas bases de Schiff de sulfonamidas com incorporação de chalconilo.
2. Análise espetral de compostos sintetizados selecionados.
3. Atividade antimicrobiana *in vitro*.
4. Previsão *in silico* da toxicidade e do metabolismo.

4.1 Plano de trabalho proposto:

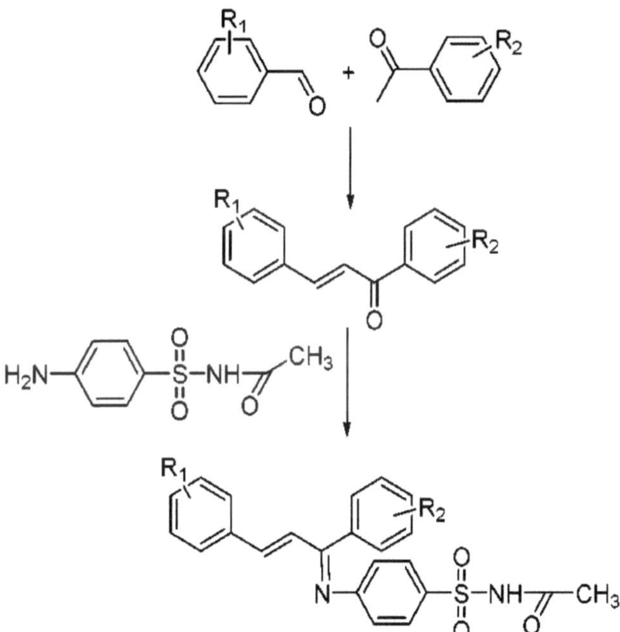

Figura 4.1: Esquema da síntese de bases de Schiff incorporadas com calconilo

4.2 Avaliação biológica:

a) Atividade antimicrobiana *in vitro*.

b) Previsão *in silico* da toxicidade e do metabolismo.

c) Semelhança com drogas.

4.3 Ferramentas e técnica:

a) TLC preparatória
b) Aparelho de ponto de fusão

c) Espectrofotómetro FT-IR
d) ^{1}Espectrómetro H NMR
e) Espectrómetro de massa

Capítulo 5

5. TRABALHO EXPERIMENTAL

2.1 Síntese:

Todos os pontos de fusão referidos neste relatório de progresso da dissertação foram determinados pelo método do tubo capilar aberto e não estão corrigidos. A síntese e os estudos analíticos dos compostos foram efectuados utilizando reagentes de grau laboratorial e de grau analítico, conforme o caso, e foram seguidos os procedimentos padrão ou os métodos relatados, com ou sem modificações apropriadas, se e quando necessário.

Etapa 1(a): Síntese da 3-(2-clorofenil)-1-(2-hidroxifenil)prop-2-en-1-ona

Num copo de 200 ml, adicionou-se 2-cloro benzaldeído 5,6 gm (0,012 mol) a uma mistura de o-hidroxiacetofenona 4,5 ml (0,01 mol) em 25 ml de etanol. Misturou-se bem o conteúdo do copo e adicionaram-se 50 ml de solução de hidróxido de potássio a 10%, agitando-se vigorosamente a 25°C até a mistura ficar tão espessa que a agitação deixou de ser eficaz (25 min.). Após o fim da agitação, a mistura reacional foi mantida no frigorífico durante a noite. A mistura reacional foi então diluída com água gelada e acidificada com ácido clorídrico aquoso a 10% para precipitar a chalcona. O produto foi filtrado por sucção num funil de Buchner, lavado com água fria até à neutralidade do tornassol e, em seguida, lavado com aguardente rectificada gelada. O produto seco foi recristalizado a partir de clorofórmio e seco à temperatura ambiente. A conclusão da reação foi monitorizada por TLC .[48]

Ponto de fusão: 82-86°C

Fase móvel: n-hexano: acetato de etilo (9:1)

Valor Rf: 0,81

Rendimento: (8,2 gm) 79,6 %

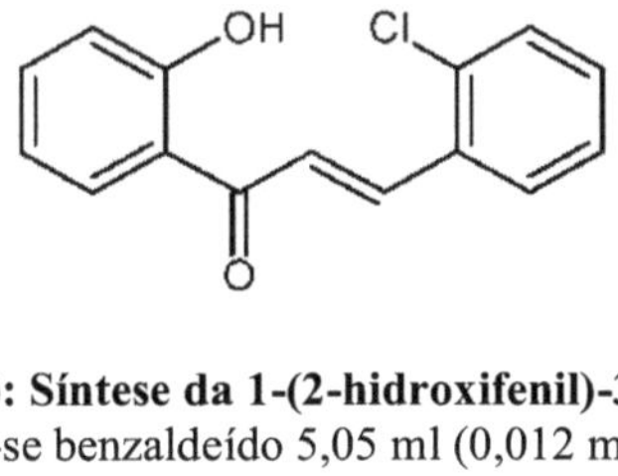

Etapa 1(b): Síntese da 1-(2-hidroxifenil)-3-fenilprop-2-en-1-ona

Adicionou-se benzaldeído 5,05 ml (0,012 mol) a uma mistura de o-hidroxiacetofenona 4,5 ml (0,01 mol) em 25 ml de etanol num copo de 200 ml. Misturou-se bem o conteúdo do copo e adicionaram-se 50 ml de solução de hidróxido de potássio a 10%, agitando-se vigorosamente a 25°C até a mistura ficar tão espessa que a agitação deixou de ser eficaz (40 min.). Após o fim da agitação, a mistura reacional foi mantida no frigorífico durante a noite. A mistura reacional foi então diluída com água gelada e acidificada com ácido clorídrico aquoso a 10% para precipitar a chalcona. O produto foi filtrado por sucção num funil de Buchner, lavado com água fria até à neutralidade do tornassol e depois lavado com álcool rectificado gelado. O produto seco foi recristalizado a partir de metanol e seco à temperatura ambiente. A conclusão da reação foi monitorizada por TLC .[48]

Ponto de fusão: 54-58°C

Fase móvel: n-hexano: acetato de etilo (9,5:0,5)

Valor Rf: 0,62

Rendimento: (9,1gm) 85,28 %

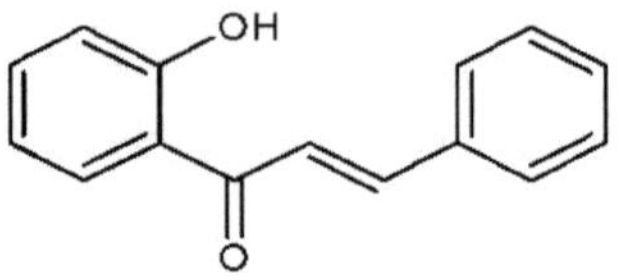

Etapa 1(c): Síntese da 1-(2-hidroxifenil)-3-(4-hidroxifenil)prop-2-en-1-ona

Num copo de 200 ml, adicionou-se 4-hidroxibenzaldeído 6,1 g (0,012 mol) a uma mistura de o-hidroxiacetofenona 4,5 ml (0,01 mol) em 25 ml de etanol. Misturou-se bem o conteúdo do copo e adicionou-se 50 ml de solução de hidróxido de potássio a 10%, agitando-se vigorosamente a 25°C até a mistura ficar tão espessa que a agitação deixou de ser eficaz (12 horas). Após o fim da agitação, a mistura reacional foi mantida no frigorífico durante a noite. A mistura reacional foi então diluída com água gelada e acidificada com ácido clorídrico aquoso a 10% para precipitar a chalcona. O produto foi filtrado por sucção num funil de Buchner, lavado com água fria até à neutralidade do tornassol e depois lavado com álcool rectificado gelado. O produto seco foi recristalizado a partir de metanol e seco à temperatura ambiente. A conclusão da reação foi monitorizada por TLC .[48]

Ponto de fusão: 142-144°C

Fase móvel: n-hexano: acetato de etilo (9,8:0,2)

Valor Rf: 0,85

Rendimento: (9,9 gm) 82,5%

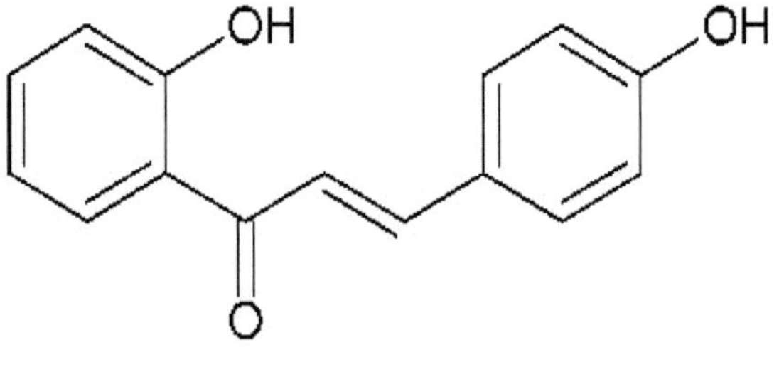

Etapa 1(d): Síntese da 3-[4-(dimetilamino)fenil]-1-(2-hidroxifenil)prop-2- en-1-ona

O p-dimetil amino benzaldeído 7,5 gm (0,012 mol) foi adicionado a uma mistura de o-hidroxiacetofenona 4,5 ml (0,01 mol) em 25 ml de etanol num copo de 200 ml. Misturou-se bem o conteúdo do copo e adicionaram-se 50 ml de solução de hidróxido de potássio a 10%, agitando-se vigorosamente a 25°C até a mistura ficar tão espessa que a agitação deixou de ser eficaz (30 min.). Após o fim da agitação, a mistura reacional foi mantida no frigorífico durante a noite. A mistura reacional foi então diluída com água gelada e acidificada com ácido clorídrico aquoso a 10% para precipitar a chalcona. O produto foi filtrado por sucção num funil de Buchner, lavado com água fria até à neutralidade do tornassol e depois lavado com álcool rectificado gelado. O produto seco foi recristalizado a partir de clorofórmio e seco à temperatura ambiente. A conclusão da reação foi monitorizada por TLC .[48]

Ponto de fusão: 124-126°C

Fase móvel: n-hexano: acetato de etilo (9,5:0,5)

Valor Rf: 0,55

Rendimento: (10,3 gm) 76,6 %

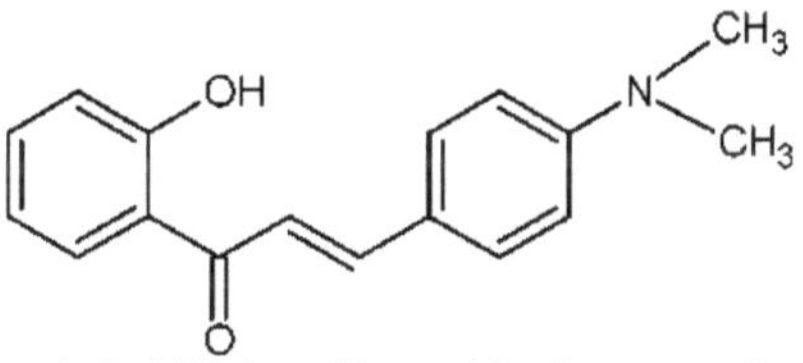

OH CH3 N CH3 O

Foram sintetizadas as bases de Schiff de sulfonamidas incorporadas com chalconilo, seguidas de estudos analíticos

Etapa x1: Síntese da *N*-(4-(1-(2-clorofenil)-3-(2-hidroxifenil)alilideno) amino)fenilsulfonil)acetamida

0,07 g de 3-(2-clorofenil)-1-(2-hidroxifenil)prop-2-en-1-ona com 0,05 g de sulfacetamida de sódio foram misturados em 50 ml de metanol. A mistura foi refluxada durante 5-6 horas, depois foi arrefecida e vertida em gelo e agitada vigorosamente. Adicionaram-se 2-3 gotas de HCl conc. para acidificar a mistura e precipitar a base de Schiff formada e agitou-se vigorosamente. O precipitado formado foi filtrado por sucção num funil de Buchner e lavado com água até as lavagens ficarem neutras ao tornassol. O produto seco foi recristalizado com álcool seco e à temperatura ambiente. A conclusão da reação foi monitorizada por TLC.

Ponto de fusão: 100-102°C

Fase móvel: Benzeno: Metanol (9:1)

Valor Rf: 0,87

Rendimento: (0,09 gm) 75%

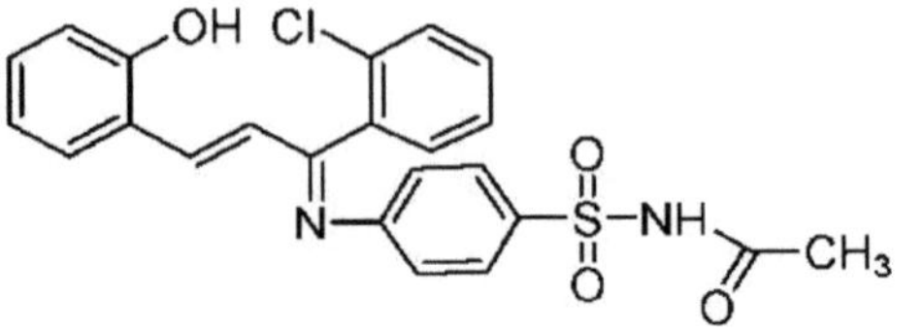

Etapa x2: Síntese da acetamida *N*-(4-(3-(3-(2-hidroxifenil)-1-fenilalilideno)amino) fenilsulfonil) 0,05 g de 1-(2-hidroxifenil)-3-fenilprop-2-en-1-ona com 0,047 g de sulfacetamida sódica foram misturados em 50 ml de metanol. A mistura foi refluxada durante 5-6 horas, depois foi arrefecida e vertida em gelo e agitada vigorosamente. Adicionaram-se 2-3 gotas de HCl conc. para acidificar a mistura e precipitar a base de Schiff formada e agitou-se vigorosamente. O precipitado formado foi filtrado por sucção num funil de Buchner e lavado com água até as lavagens ficarem neutras ao tornassol. O produto seco foi recristalizado com álcool seco e à temperatura ambiente. A conclusão da reação foi monitorizada por TLC.

Ponto de fusão: 58-60°C
Fase móvel: Benzeno: Metanol (9:1)
Valor Rf: 0,91
Rendimento: (0,12 gm) 80%

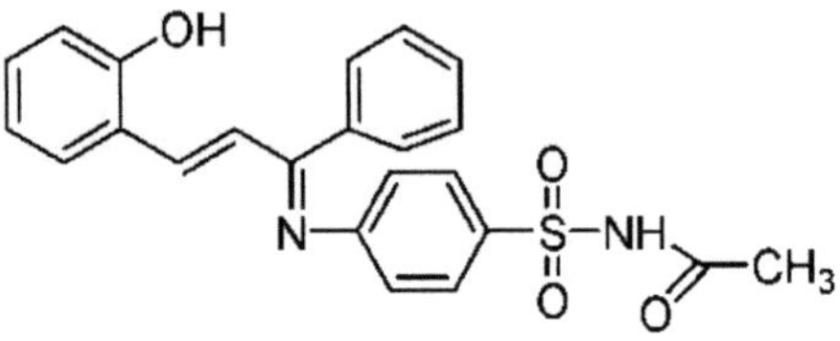

Etapax3:Sínteseda*N*-(4-(3-(2-hidroxifenil)-1-(4-hidroxifenil)alilideno) amino)fenilsulfonil)acetamida

0,05 g de 1-(2-hidroxifenil)-3-(4-hidroxifenil)prop-2-en-1-ona com 0,044 g de sulfacetamida de sódio foram misturados em 50 ml de metanol. A mistura foi refluxada durante 5-6 horas, depois foi arrefecida e vertida em gelo e agitada vigorosamente. Adicionaram-se 2-3 gotas de HCl conc. para acidificar a mistura e precipitar a base de Schiff formada e agitou-se vigorosamente. O precipitado formado foi filtrado por sucção num funil de Buchner e lavado com água até as lavagens ficarem neutras ao tornassol. O produto seco foi recristalizado com álcool seco e à temperatura ambiente. A conclusão da reação foi monitorizada por TLC.

Ponto de fusão: 140-142°C
Fase móvel: Benzeno: Metanol (9:1)
Valor Rf: 0,50
Rendimento: (0,08 gm) 88,87%

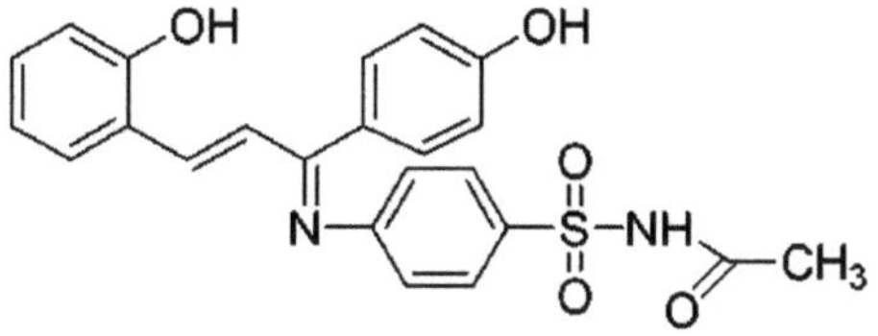

Etapax4:SíntesedaN-(4-(1-(4-(dimetilamino)fenil)-3-(2-hidroxifenil) alilideno)amino)fenilsulfonil)acetamida

0,05 g de 3-[4-(dimetilamino)fenil]-1-(2-hidroxifenil)prop-2-en-1-ona com 0,040 g de sulfacetamida de sódio foram misturados em 50 ml de metanol. A mistura foi refluxada durante 5-6 horas, depois foi arrefecida e vertida em gelo e agitada vigorosamente. Adicionaram-se 2-3 gotas de HCl conc. para acidificar a mistura e precipitar a base de Schiff formada e agitou-se vigorosamente. O precipitado formado foi filtrado por sucção num funil de Buchner e lavado com água até as lavagens ficarem neutras ao tornassol. O produto seco foi recristalizado com álcool seco e à temperatura ambiente. A conclusão da reação foi monitorizada por TLC.

Ponto de fusão: 130-132°C
Fase móvel: Benzeno: Metanol (9:1)
Valor Rf: 0,77
Rendimento: (0,06 gm) 75%

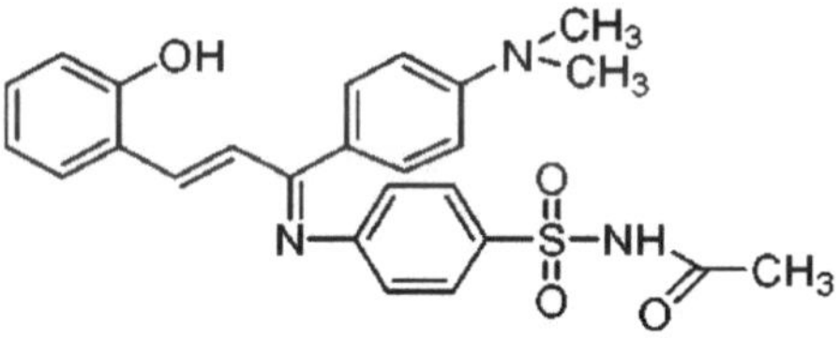

5.2 Avaliação biológica:

5.2.1 Determinação das concentrações mínimas de inibição pelo método de diluição em micro caldo

a) **Material e método:- O que é que se passa?**

1. Todos os fármacos sintetizados foram utilizados para procedimentos de teste antibacteriano
2. Todos os controlos necessários, como:

- Controlo da droga
- Controlo do veículo
- Controlo com ágar
- Controlo dos organismos
- Controlo de medicamentos antibacterianos conhecidos
- Todas as culturas MTCC foram testadas contra as drogas conhecidas e desconhecidas

acima mencionadas.

- O caldo Mueller Hinton foi utilizado como meio nutriente para cultivar e diluir a suspensão do medicamento para as bactérias testadas.
- O tamanho do inóculo para a estirpe de ensaio foi ajustado para 108 ufc [Unidade Formadora de Colónias] por mililitro, comparando a turvação.
- Foram utilizadas as seguintes estirpes padrão comuns para o rastreio das actividades antibacterianas e antifúngicas: As estirpes foram adquiridas no Instituto de Tecnologia Microbiana, Chandigarh.

Tabela 5.1: Estirpes bacterianas utilizadas para a atividade antibacteriana

E.coli	*P.aeruginosa*	*S.aureus*	*S.pyogenus*
MTCC 443	MTCC 1688	MTCC 96	MTCC 442

Tabela 5.2: Estirpes bacterianas utilizadas para a atividade antifúngica

C.albicans	*A.niger*	*A.clavatus*
MTCC 227	MTCC 282	MTCC 1323

- O DMSO foi utilizado como diluente / veículo para obter a concentração desejada de fármacos para testar em estirpes bacterianas padrão.

b) Concentração mínima de inibição [CIM]

A principal vantagem do "Método de Diluição em Caldo" para a determinação da CIM reside no facto de poder ser facilmente convertido para determinar também a CIM.

1. Foram preparadas diluições em série para o rastreio primário e secundário.
2. O tubo de controlo que não contém antibiótico é imediatamente submetido a uma subcultura [antes da inoculação], espalhando uma alça uniformemente sobre um quarto de placa de meio adequado para o crescimento do organismo testado e colocado para incubação a 37^0 C durante a noite. Os tubos são então incubados durante a noite.
3. A CIM do organismo de controlo é lida para verificar a exatidão das concentrações do medicamento.
4. A concentração mais baixa que inibe o crescimento do organismo é registada como a CIM.
5. A quantidade de crescimento do tubo de controlo antes da incubação [que representa os inóculos originais] é comparada.

5.2.2 Métodos utilizados para o rastreio primário e secundário:

Cada fármaco sintetizado foi diluído obtendo-se uma concentração de 2000 iiginl, como solução de reserva.

Rastreio primário: No rastreio primário, foram utilizadas concentrações de 1000 Ligml, 500 ug ml e 250 ugml dos fármacos sintetizados. Os fármacos sintetizados activos encontrados neste rastreio primário foram testados num segundo conjunto de diluições contra todos os microrganismos.

Triagem secundária: Os medicamentos considerados activos no rastreio primário foram diluídos de forma semelhante para obter 200 ugml, 100 ugml, 50 |ig/ml, 25 ugml, 12,5 |ig/ml, 6,250 |ig/ml e concentrações.

Resultado da leitura: A diluição mais elevada que apresenta pelo menos 99 % de zona de inibição é considerada como CIM. O resultado é muito afetado pelo tamanho do inóculo. A mistura de teste deve conter 10^8 organismo/ml.[49-53]

5.3 Estudos *in silico*:

Estes estudos foram efectuados, tendo-se estimado TPSA, Log P, % de absorvância (semelhança com a droga); neurotoxicidade, genotoxidade, irritabilidade, oncogenicidade, teratogenecidade, sensibilidade (previsão da toxicidade) no software Pallash. A % de ABS foi calculada utilizando a fórmula abaixo indicada:

$$\% \text{ Absorbance } (\% \text{ ABS}) = 109-(0.345*\text{TPSA})$$ [54]

Capítulo 6

6. LISTA DE COMPOSTOS

Lista de compostos sintetizados

Composto 1a

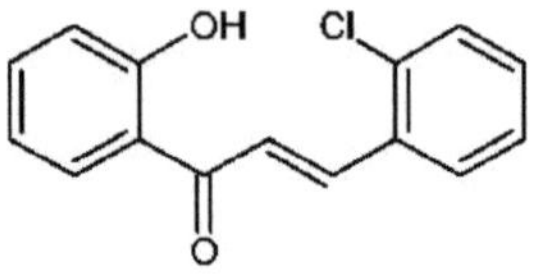

3-(2-clorofenil)-1-(2-hidroxifenil)prop-2-en-1-ona

Composto 1b

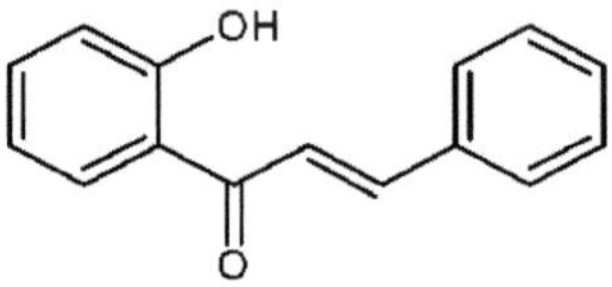

1-(2-hydroxyphenyl)-3-phenylprop-2-en-1-one

Composto 1c

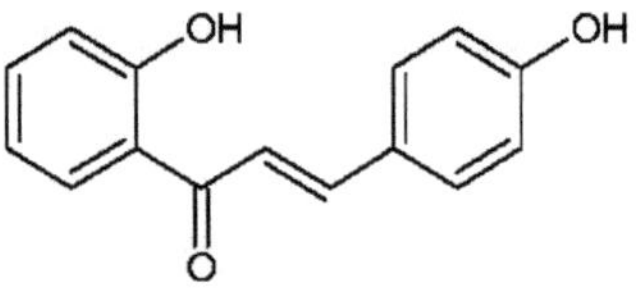

1-(2-hidroxifenil)-3-(4-hidroxifenil)prop-2-en-1-ona

Composto 1d

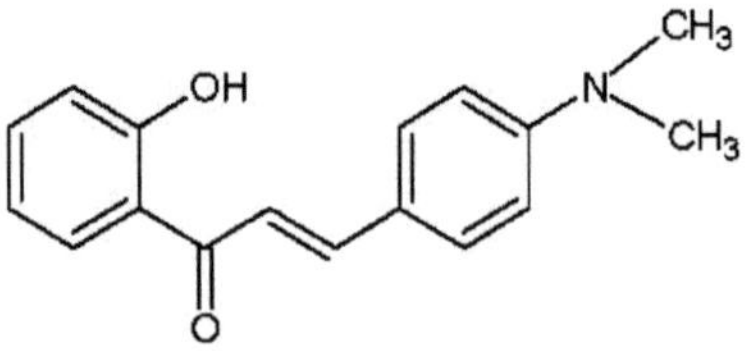

3-[4-(dimetilamino)fenil]-1-(2-hidroxifenil)prop-2-en-1-ona

Composto x1

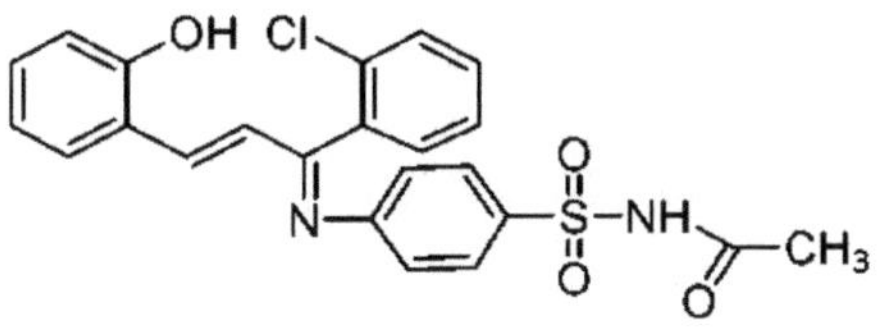

N-(4-(1-(2-clorofenil)-3-(2-hidroxifenil)alilideno)amino)fenilsulfonil)
acetamida

Composto x2

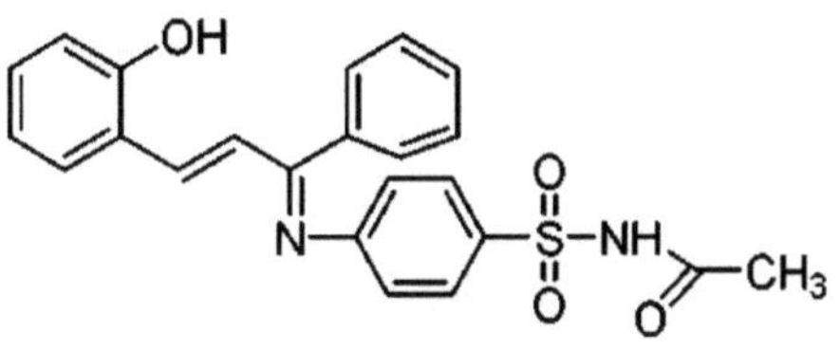

N-(4-(3-(2-hidroxifenil)-1-fenilalilideno)amino)fenilsulfonil)acetamida

Composto x3

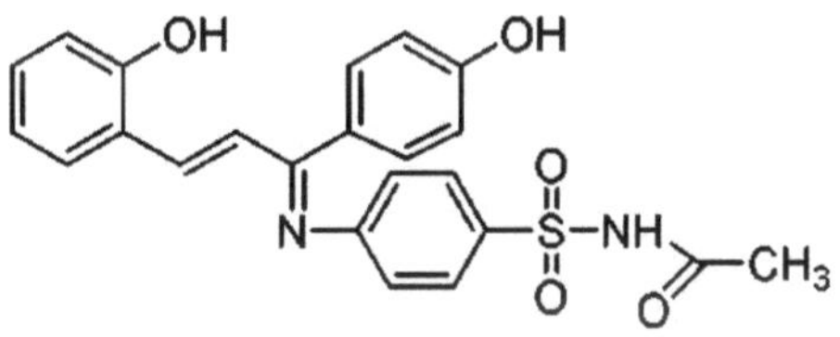

N-(4-(3-(2-hidroxifenil)-1-(4-hidroxifenil)alilideno)amino)fenilsulfonil)
acetamida

Composto x4

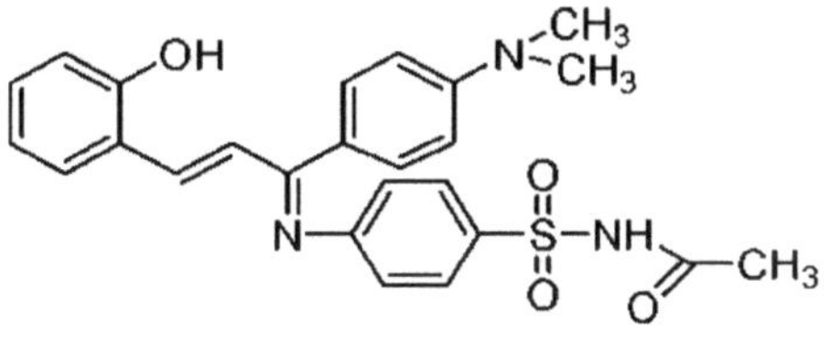

N-(4-(1-(4-(dimetilamino)fenil)-3-(2-hidroxifenil)alilideno)amino)fenilsulfonil)
acetamida

Capítulo 7

7. ESTUDOS COMPUTACIONAIS

7.1 Estudos *in silico*:

Tabela 7.1: Semelhança com drogas

Código do composto	Peso molecular (g/mol)	Log P	Doador de ligações de hidrogénio	Aceitador de ligações de hidrogénio	Violações da regra dos 5	Área de superfície polar (TPSA) $(A)^2$	% Absorvância
Xi	454.95	4.17	2	6	0	95.83	75.93865
X2	420.51	3.53	2	6	0	95.83	75.93865
X3	436.51	3.16	3	7	0	116.06	68.9593
X4	463.59	3.54	2	7	0	99.07	74.82085

- Previsão Metabólica

a) X1

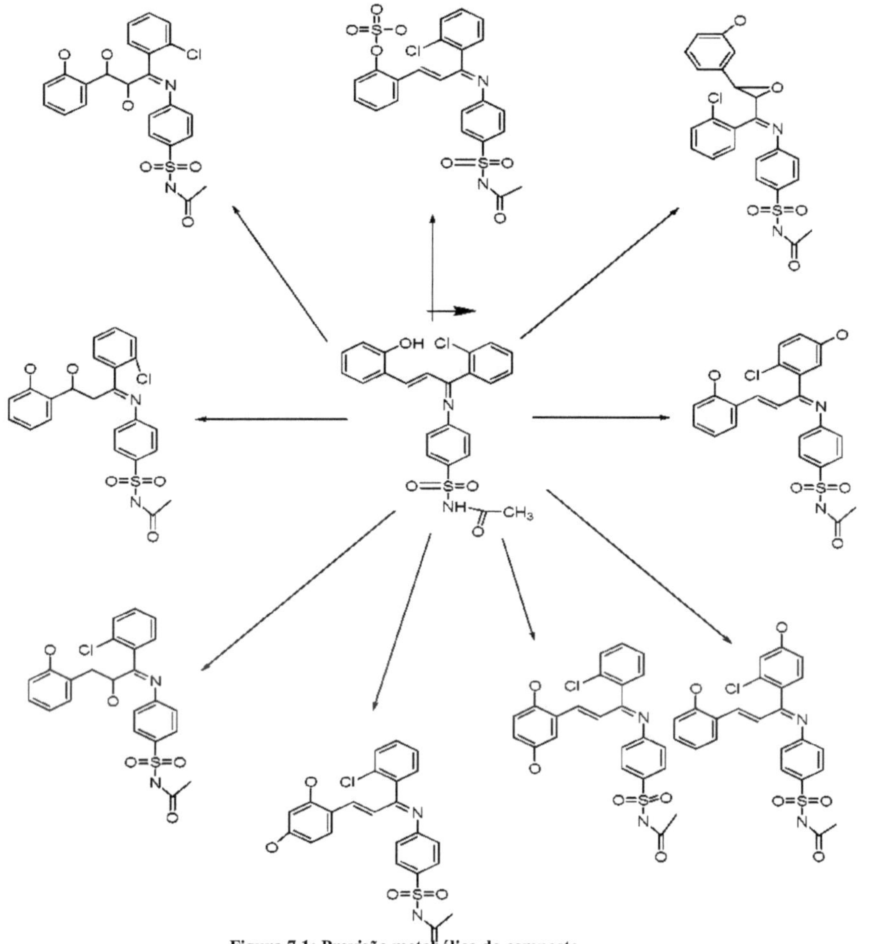

Figura 7.1: Previsão metabólica do composto X1

b) X2

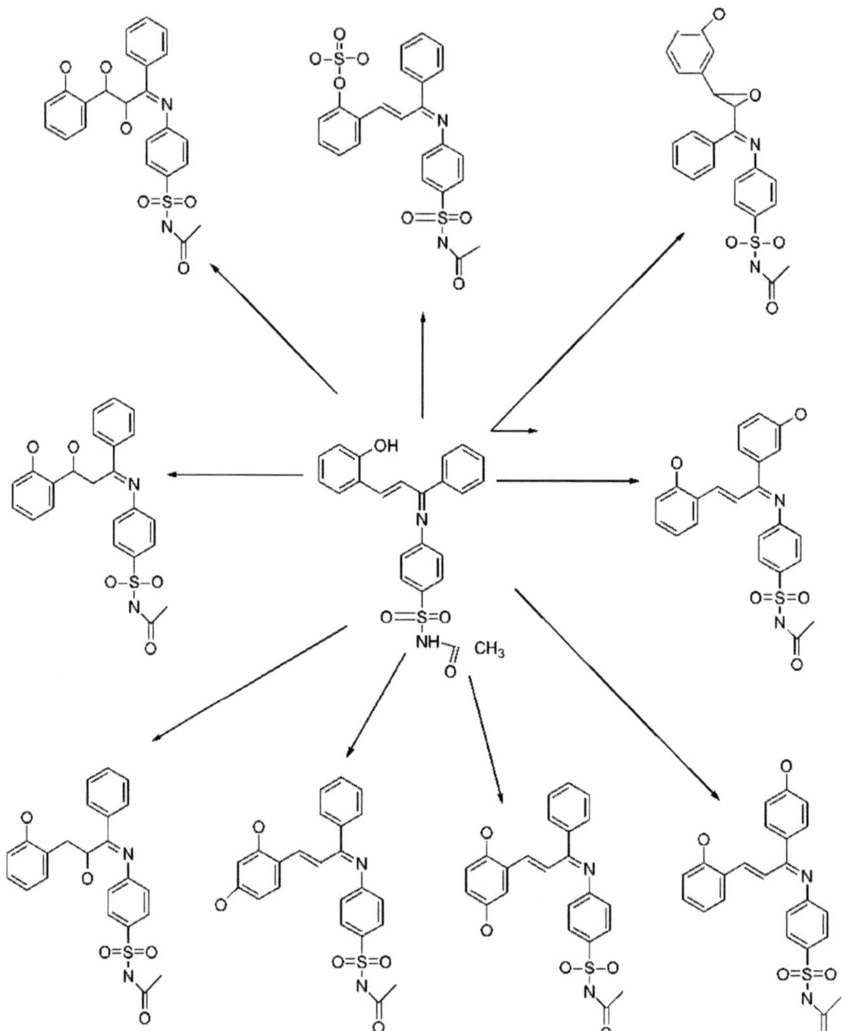

Figura 7.2: Previsão metabólica do composto X2

c) X3

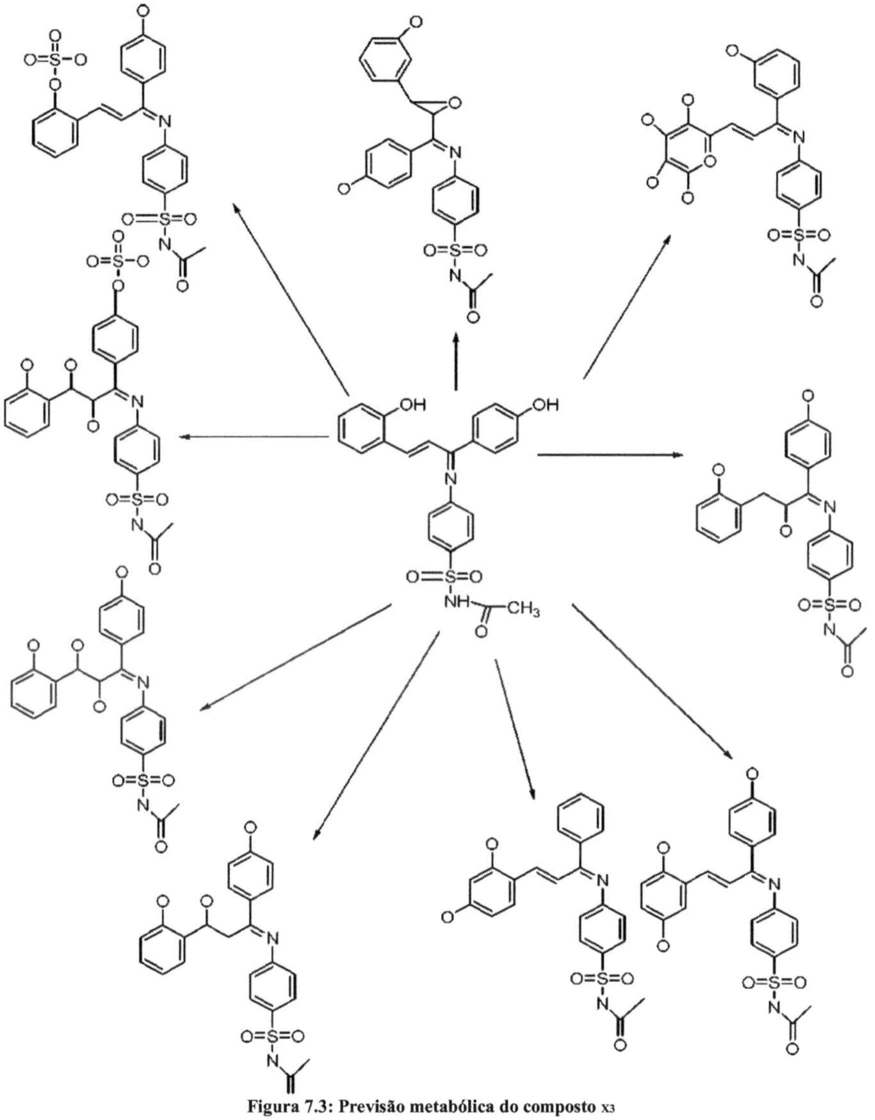

Figura 7.3: Previsão metabólica do composto X3

d) X4

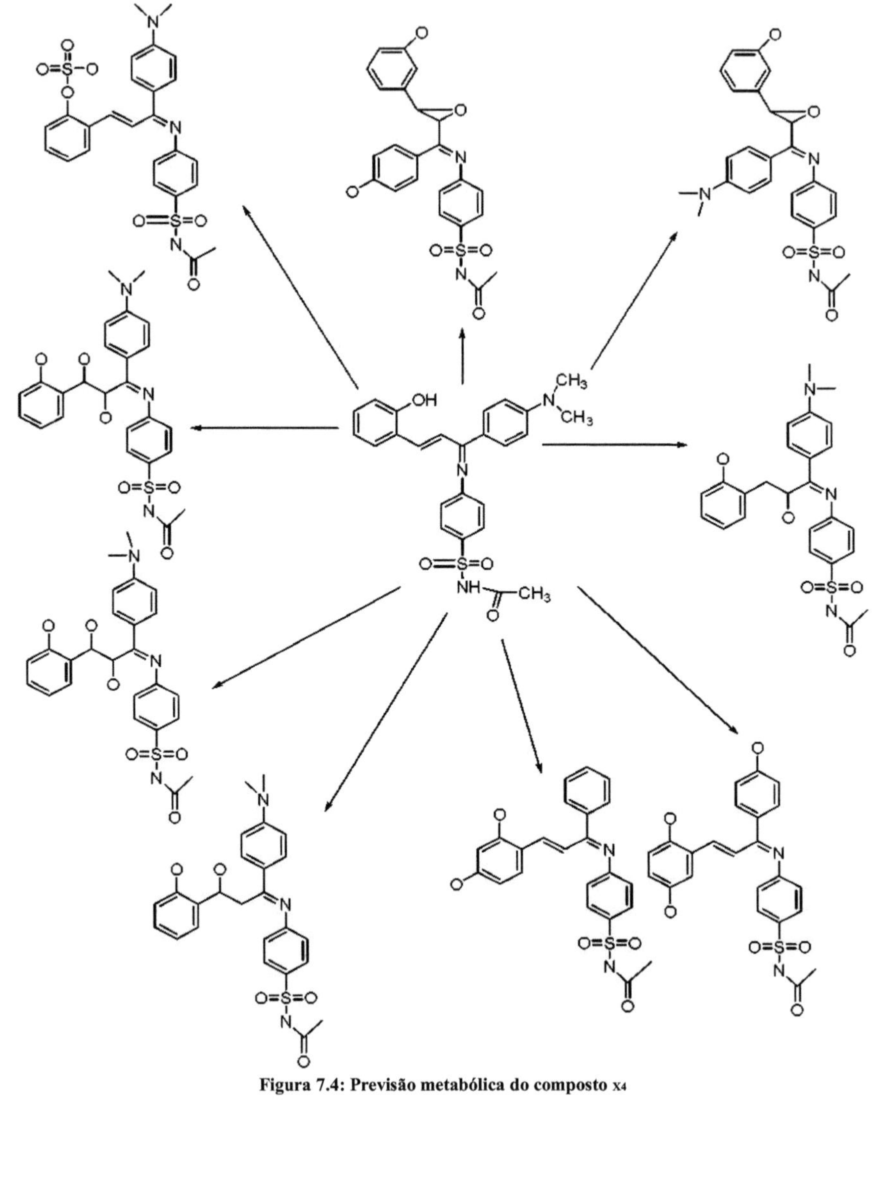

Figura 7.4: Previsão metabólica do composto X4

Tabela 7.2: Previsão de toxicidade

Com P Códig o	Oncogenética	Tipo de mutagénico	Teratogenicidade	Irritabilidade y	Sensibilidade	Imunotoxicida de	Cida de de Ne uro toxi
Xi	76	67	18	53	0	0	0
X2	76	67	17	53	0	0	29
x3	76	67	17	53	0	0	0
X4	76	67	17	53	0	0	0

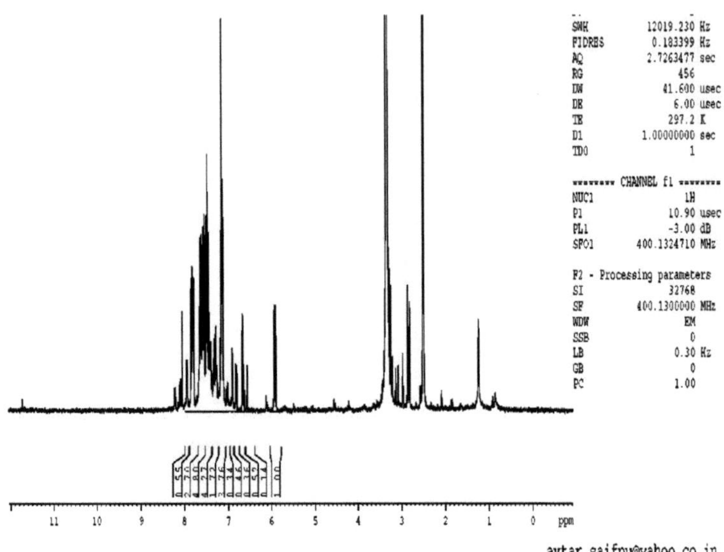

Figura 8.1: Espectros de RMN 'H de X_x

Capítulo 8

8.0 ESPECTROS E DADOS ESPECTRAIS

8.2 Espectros de RMN

1. **Composto Xi**

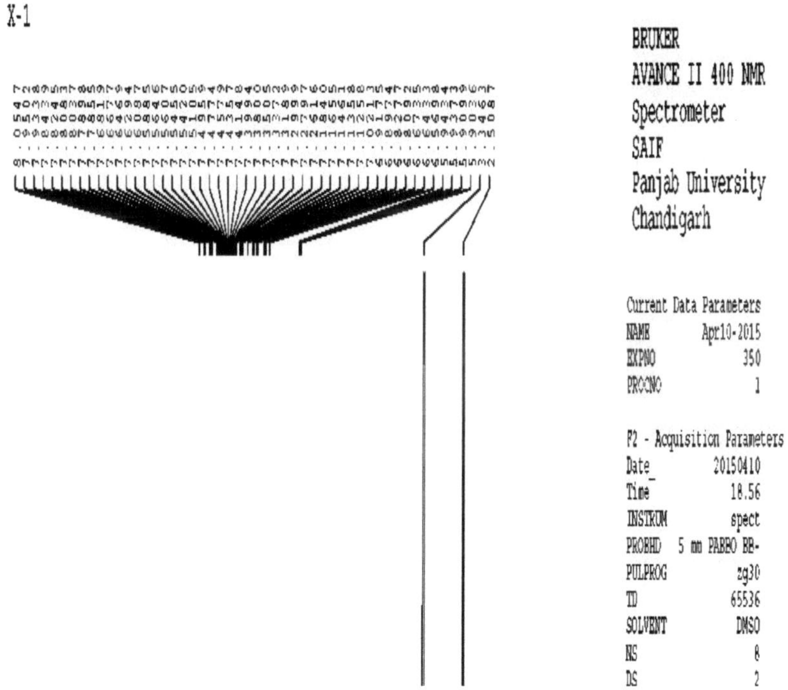

X-1

BRUKER
AVANCE II 400 NMR
Spectrometer
SAIF
Panjab University
Chandigarh

Current Data Parameters

NAME	Apr10-2015
EXPNO	350
PROCNO	1

F2 - Acquisition Parameters

Date_	20150410
Time	18.56
INSTRUM	spect
PROBHD	5 mm PABBO BB-
PULPROG	zg30
TD	65536
SOLVENT	DMSO
NS	8
DS	2

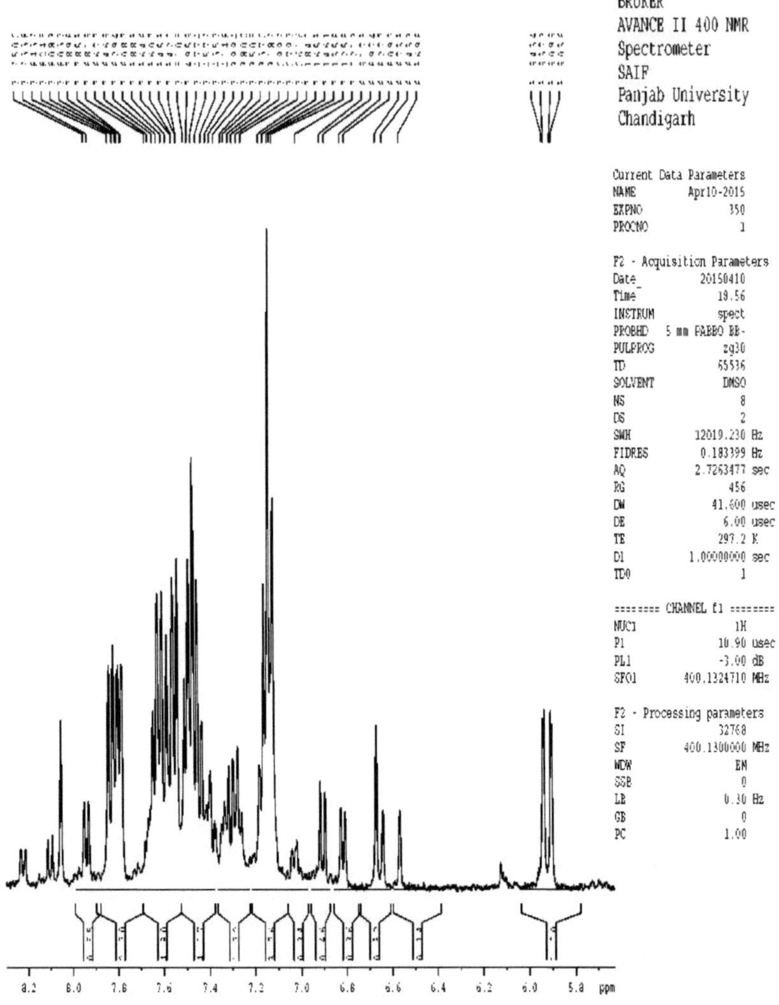

Figura 8.2: Espectros de RMN 'H de Xi

2. Composto X_2

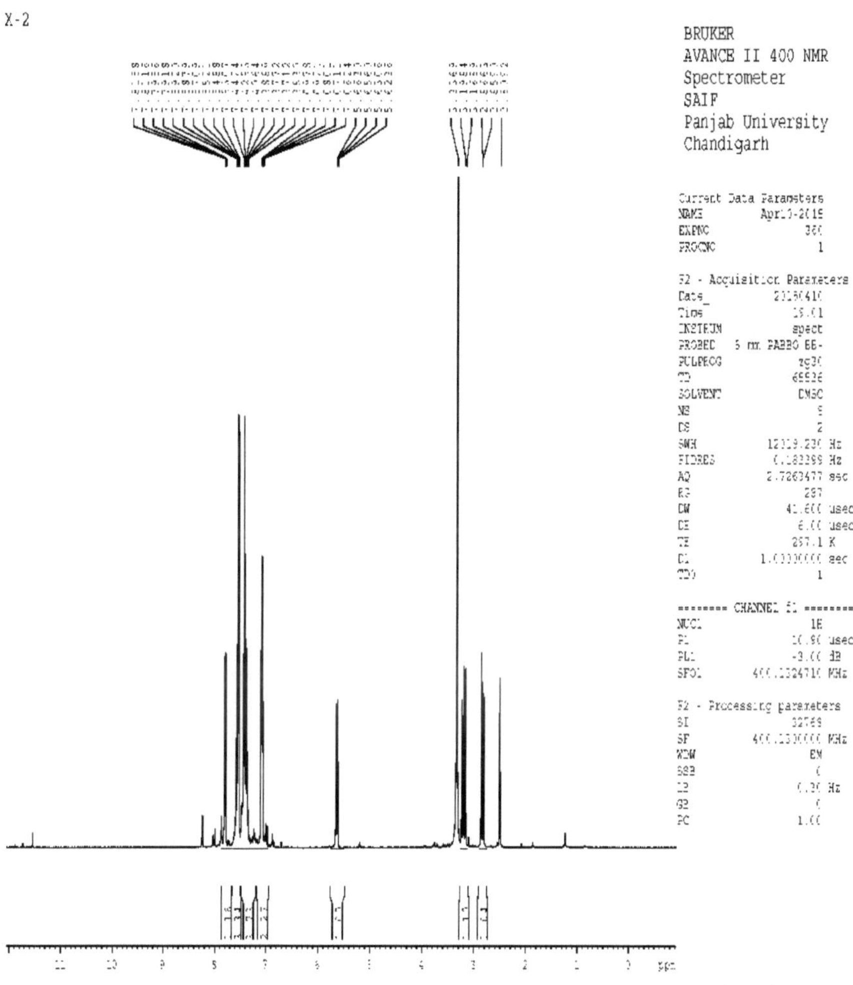

Figura 8.3: Espectros de RMN 'H de X_2

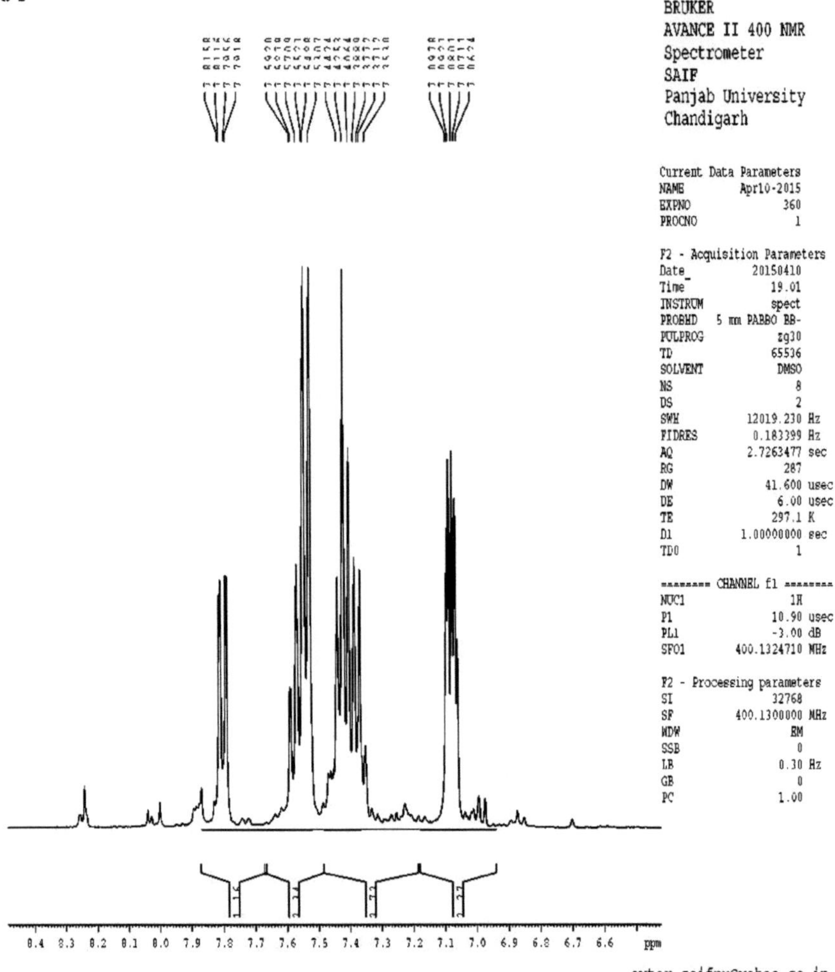

Figura 8.4: Espectros de RMN 'H de X_2

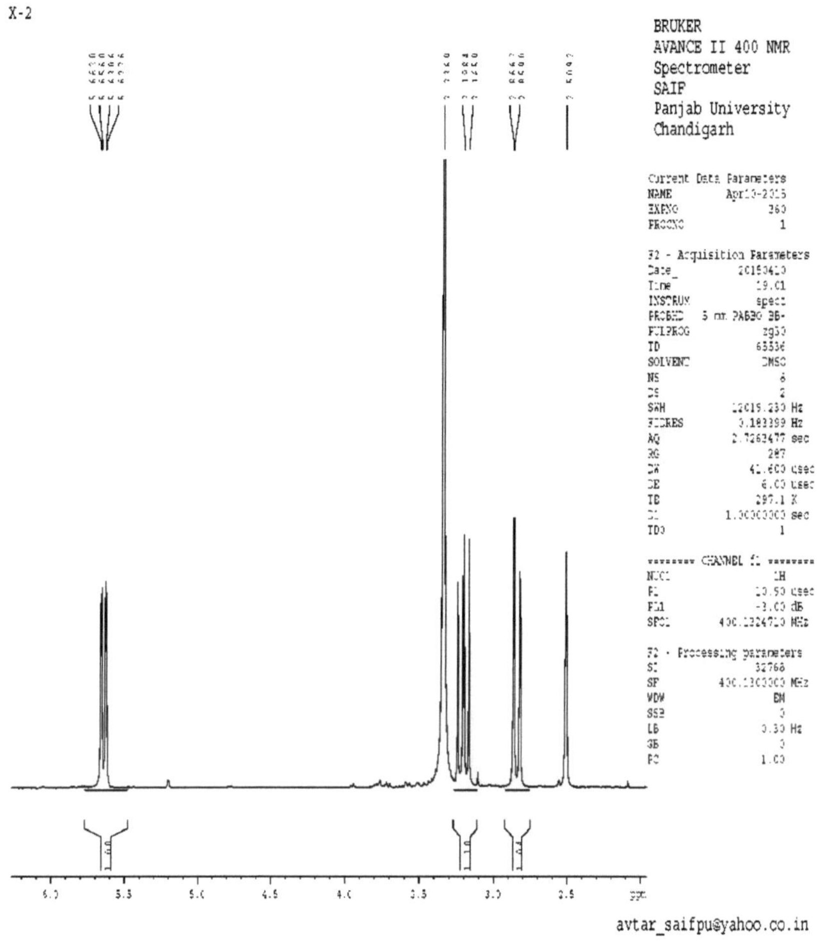

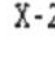

X-2

BRUKER
AVANCE II 400 NMR
Spectrometer
SAIF
Panjab University
Chandigarh

Current Data Parameters
NAME Apr10-2015
EXPNO 260
PROCNO 1

F2 - Acquisition Parameters
Date_ 20150410
Time 19.01
INSTRUM spect
PROBHD 5 mm PABBO BB-
PULPROG zg30
TD 65536
SOLVENT DMSO
NS 6
DS 2
SWH 12019.230 Hz
FIDRES 0.183399 Hz
AQ 2.7263477 sec
RG 287
DW 41.600 usec
DE 6.00 usec
TE 297.1 K
D1 1.00000000 sec
TD0 1

======== CHANNEL f1 ========
NUC1 1H
P1 10.50 usec
PL1 -3.00 dB
SFO1 400.1324710 MHz

F2 - Processing parameters
SI 32768
SF 400.1300000 MHz
WDW EM
SSB 0
LB 0.30 Hz
GB 0
PC 1.00

6.0 5.5 5.0 4.5 4.0 3.5 3.0 2.5 ppm

avtar_saifpu@yahoo.co.in

Figura 8.5: Espectros de RMN 'H de X_2

3. Composto X_3

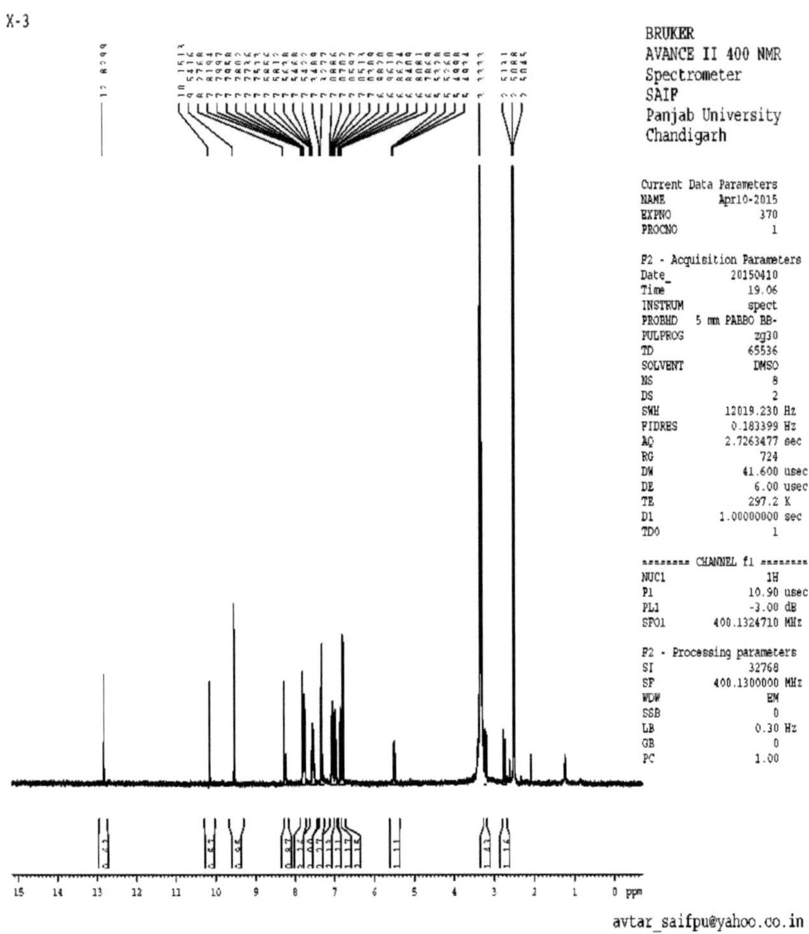

Figura 8.6: Espectros de RMN 'H de X_3

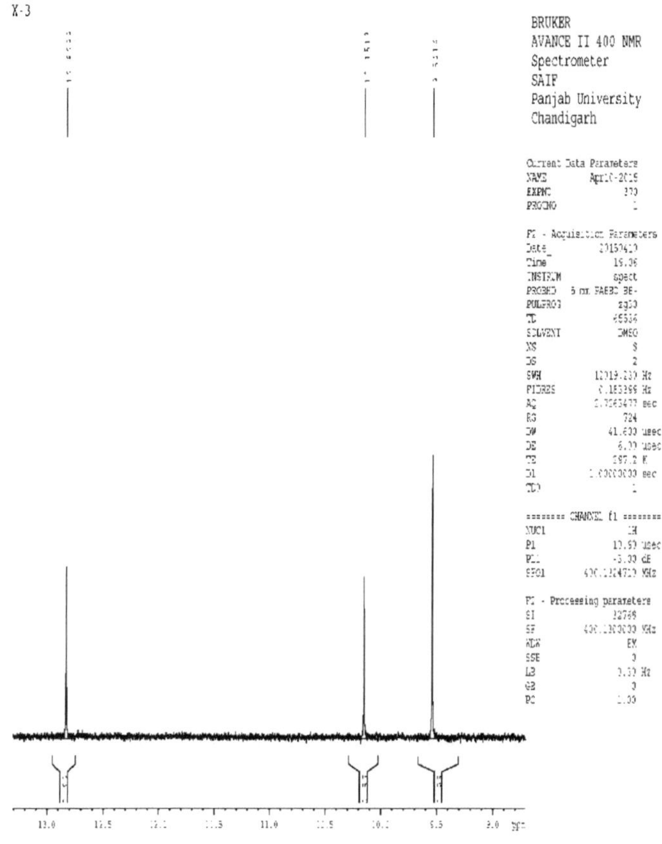

Figura 8.7:[1] H NMR Spectra of x3

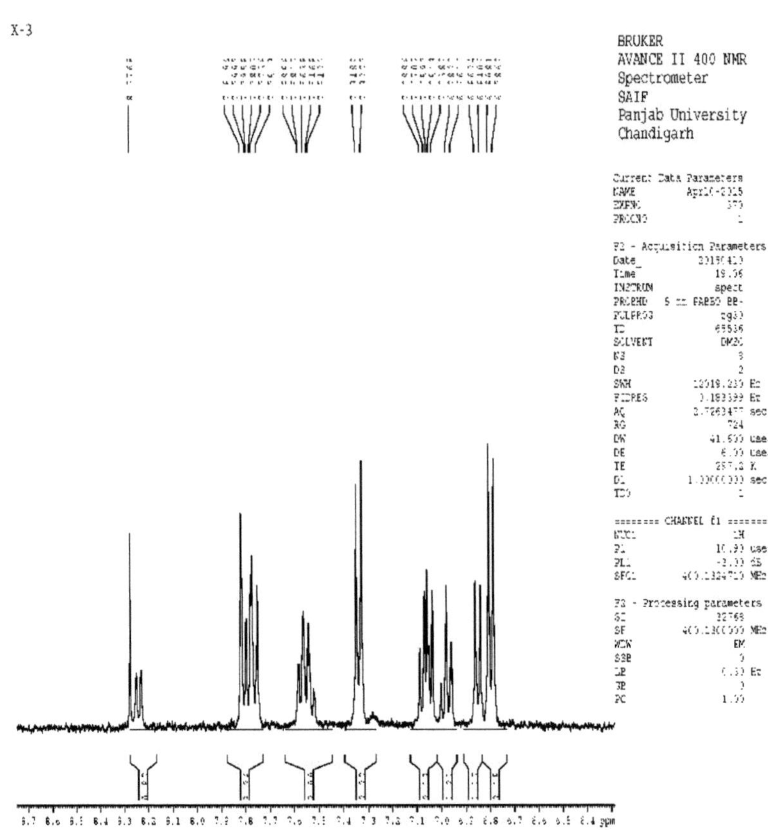

Figura 8.8: Espectros de RMN 'H de X_3

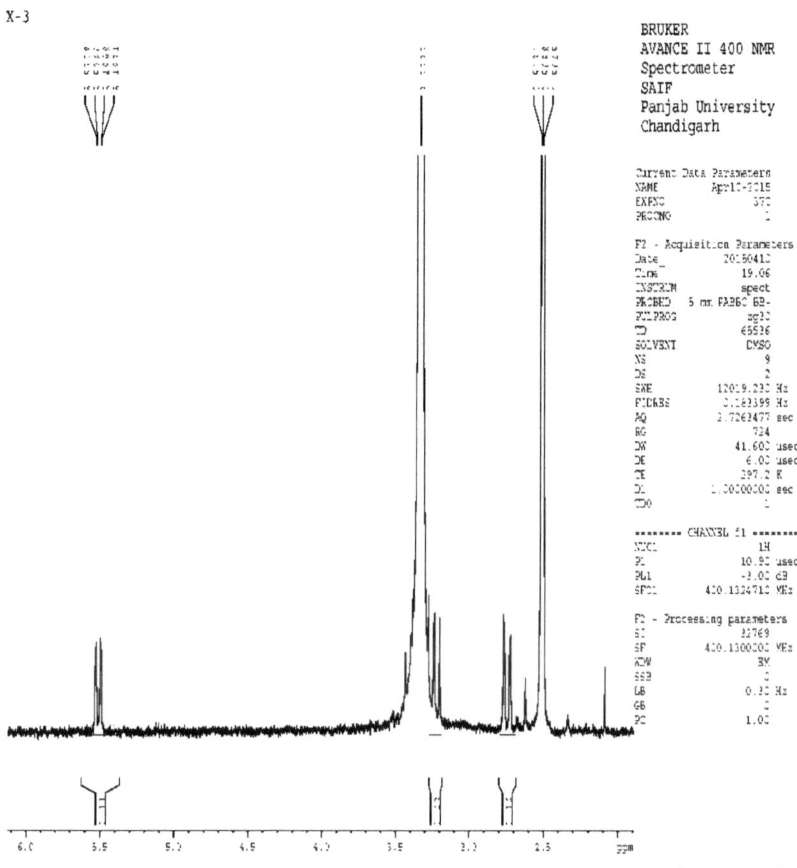

Figura 8.9: ^{1}Espectros de RMN de H de x3

4

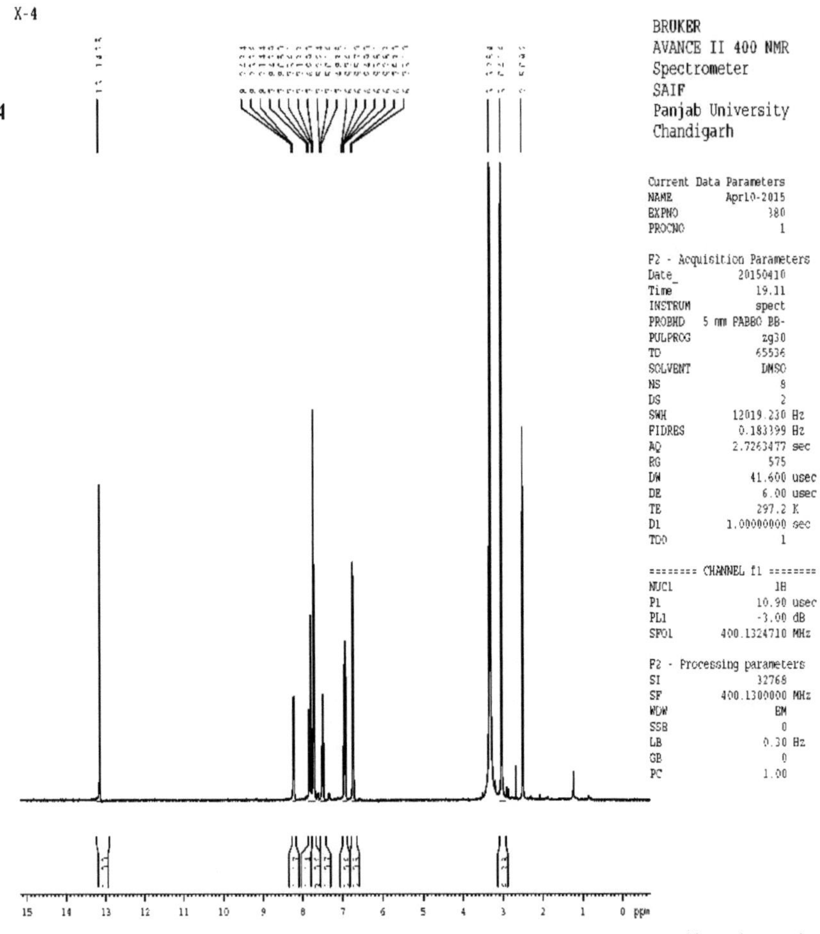

Figura 8.10: Espectros de RMN 'll de X_4

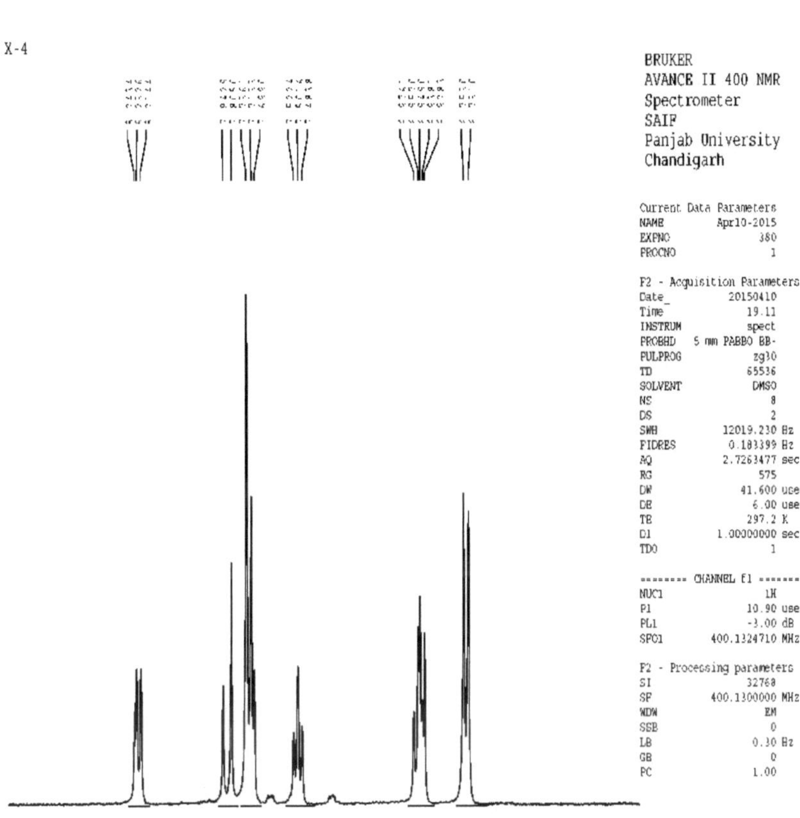

Figura 8.11: Espectros de RMN 'H de X_4

8.2 Espectros LC-MS

1. Composto x1

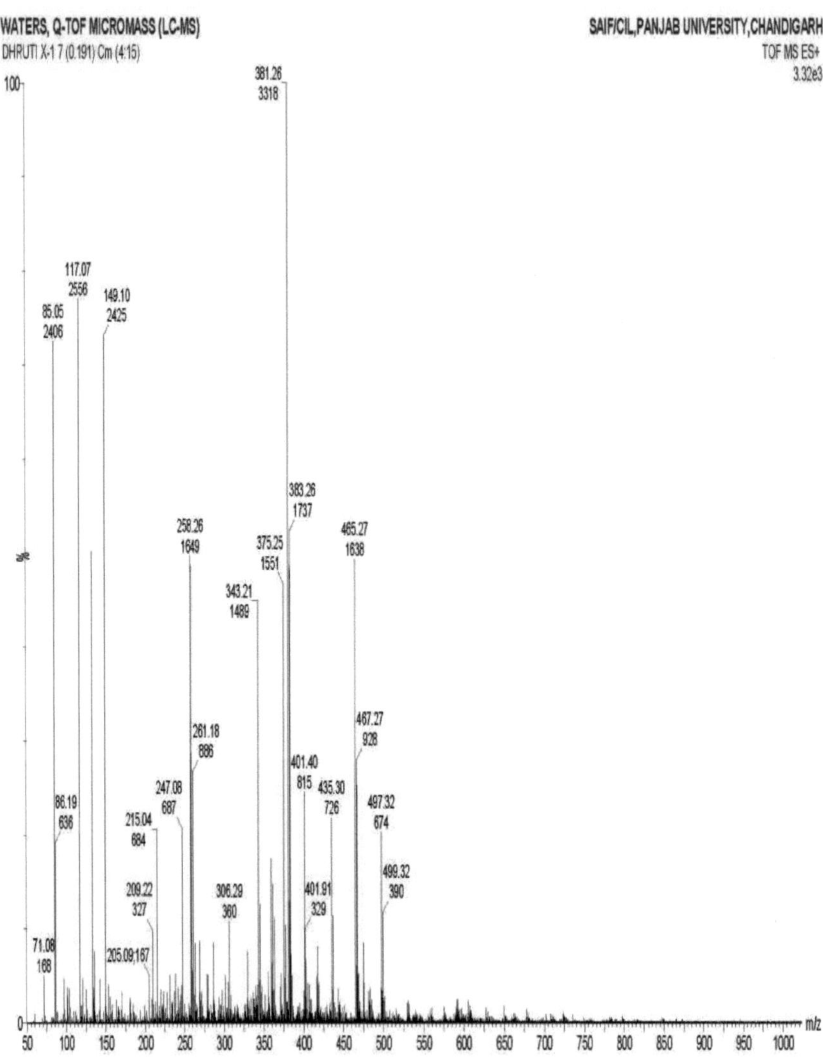

Figura 8.12: Espectro de massa de x1

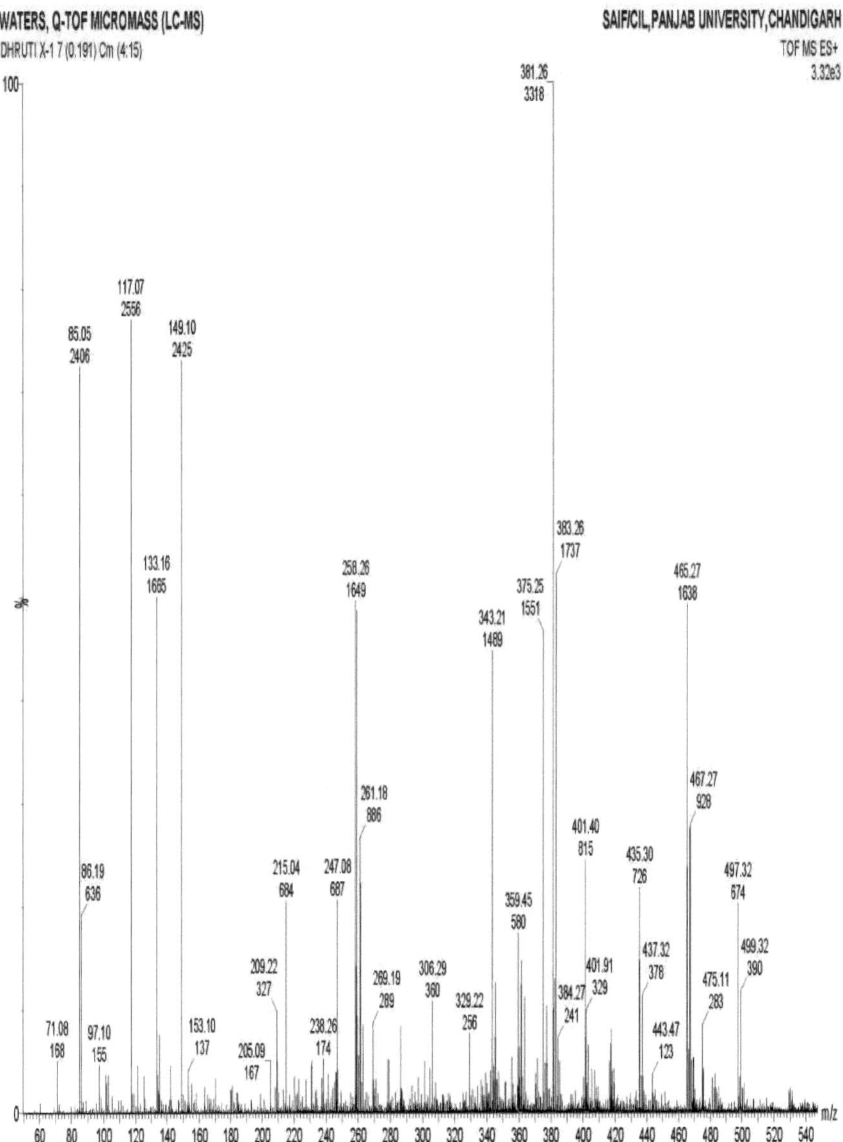

Figura 8.13: Espectro de massa de X1

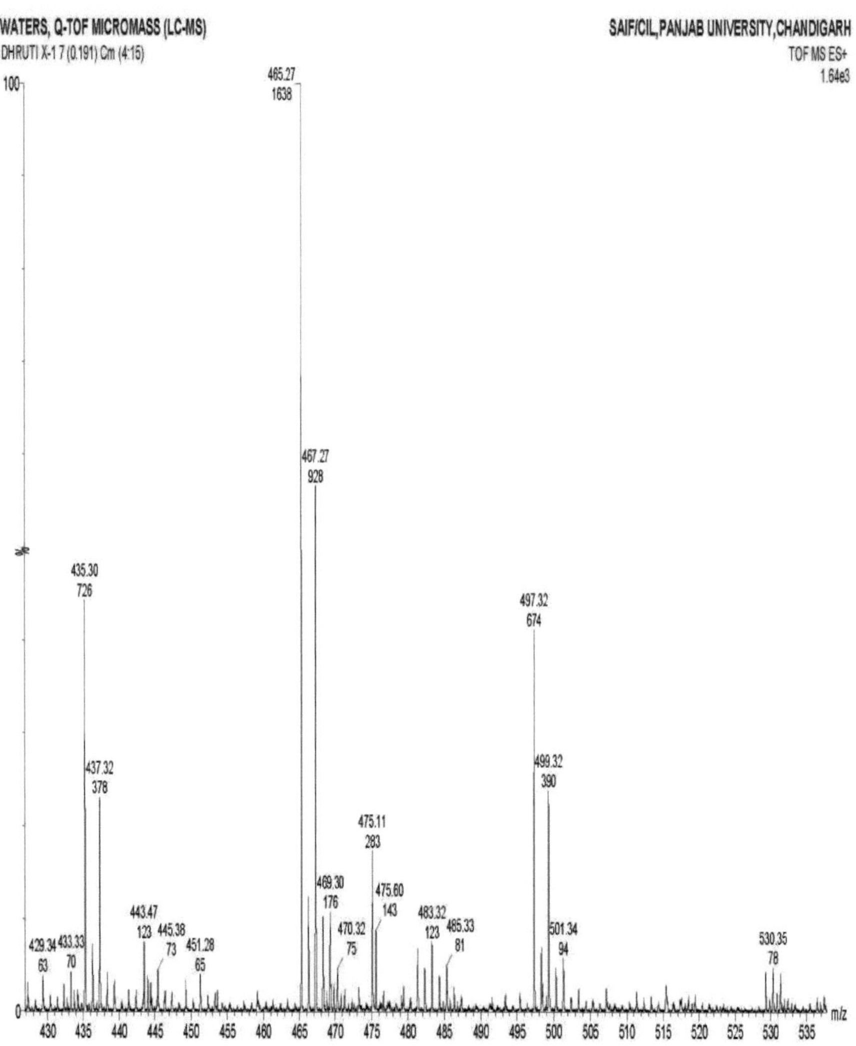

Figura 8.14: Espectro de massa de x1

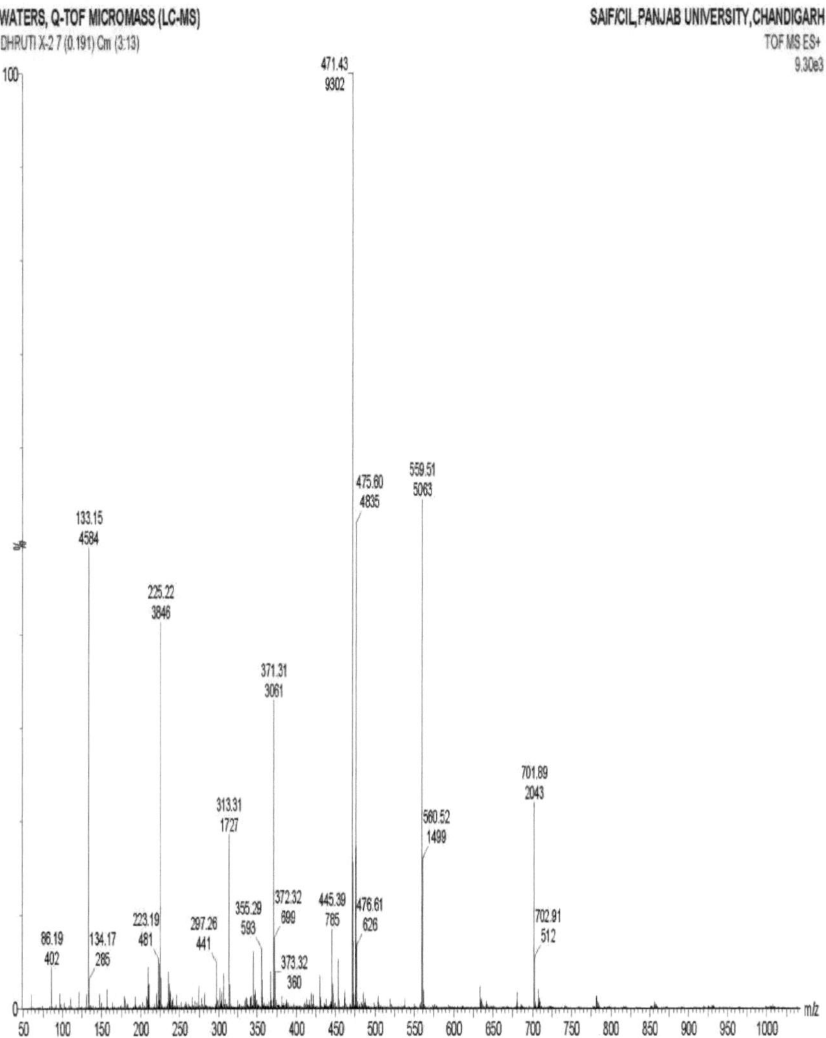

Figura 8.15: Espectro de massa de x_2

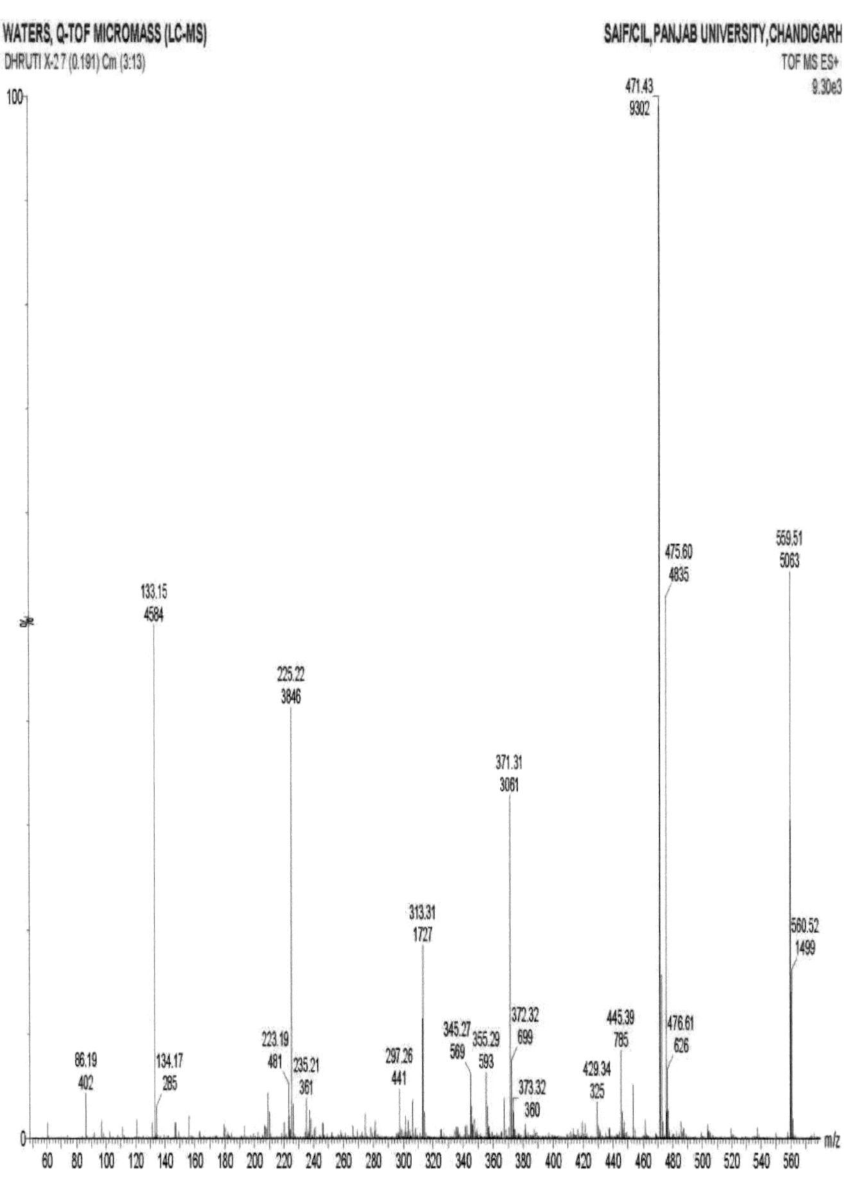

Figura 8.16: Espectro de massa de x2

3. Composto x3

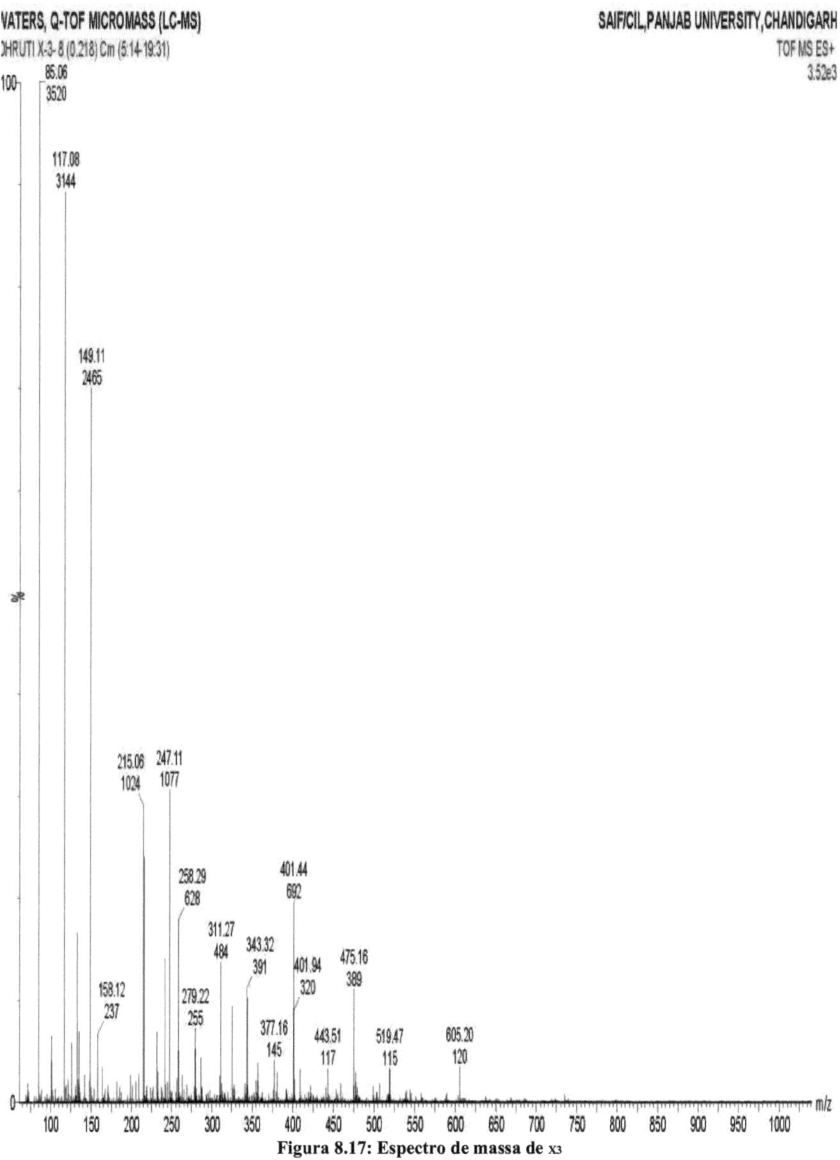

Figura 8.17: Espectro de massa de x3

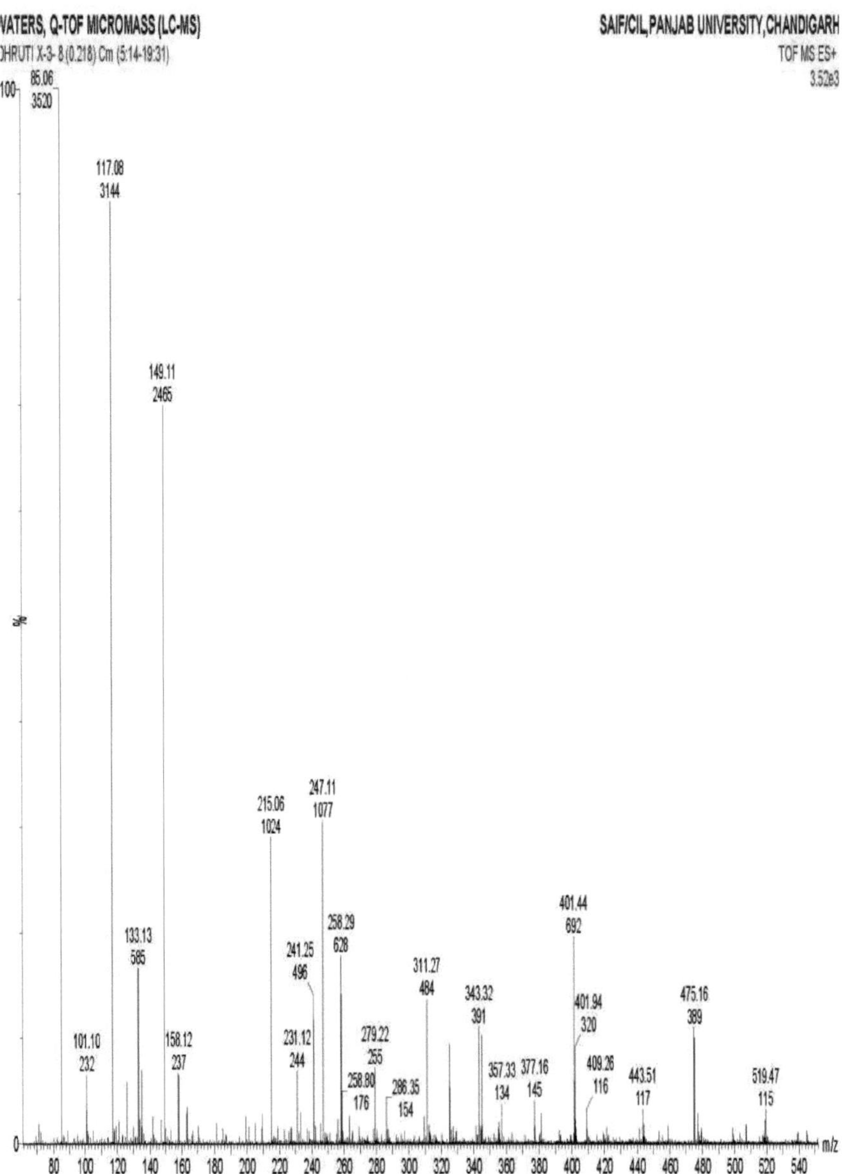

Figura 8.18: Espectro de massa de x3

4. Composto x4

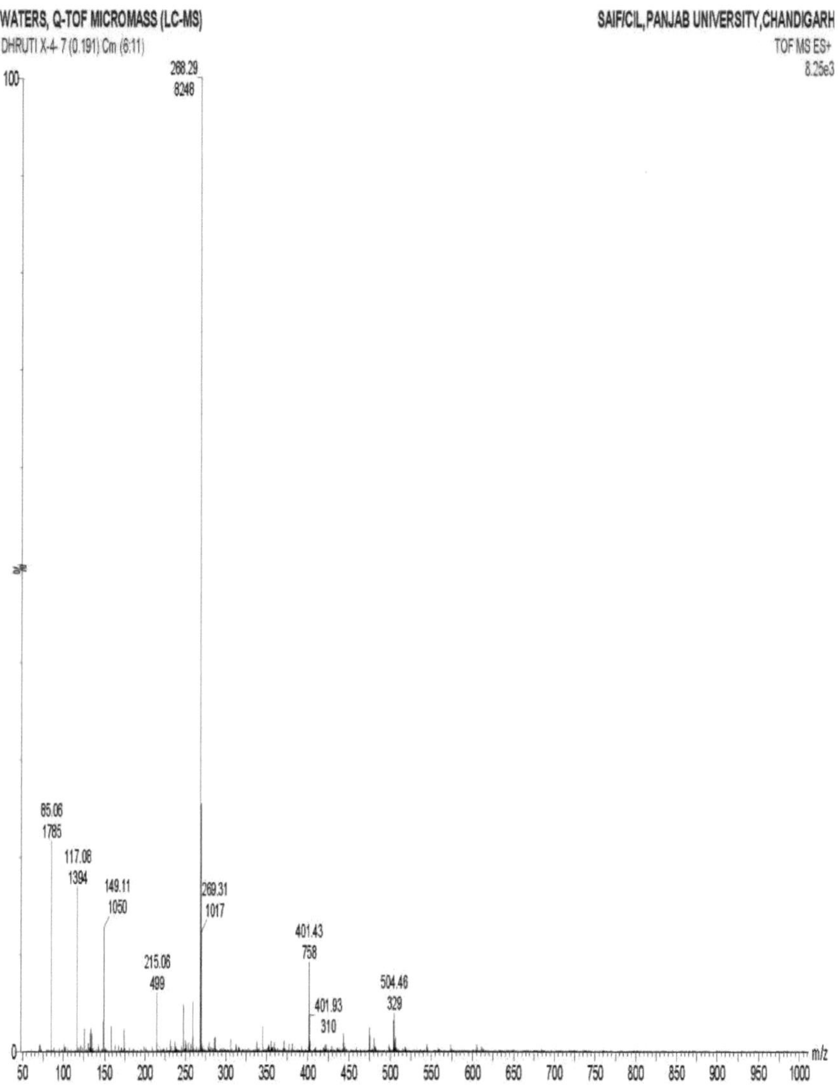

Figura 8.19: Espectro de massa de x4

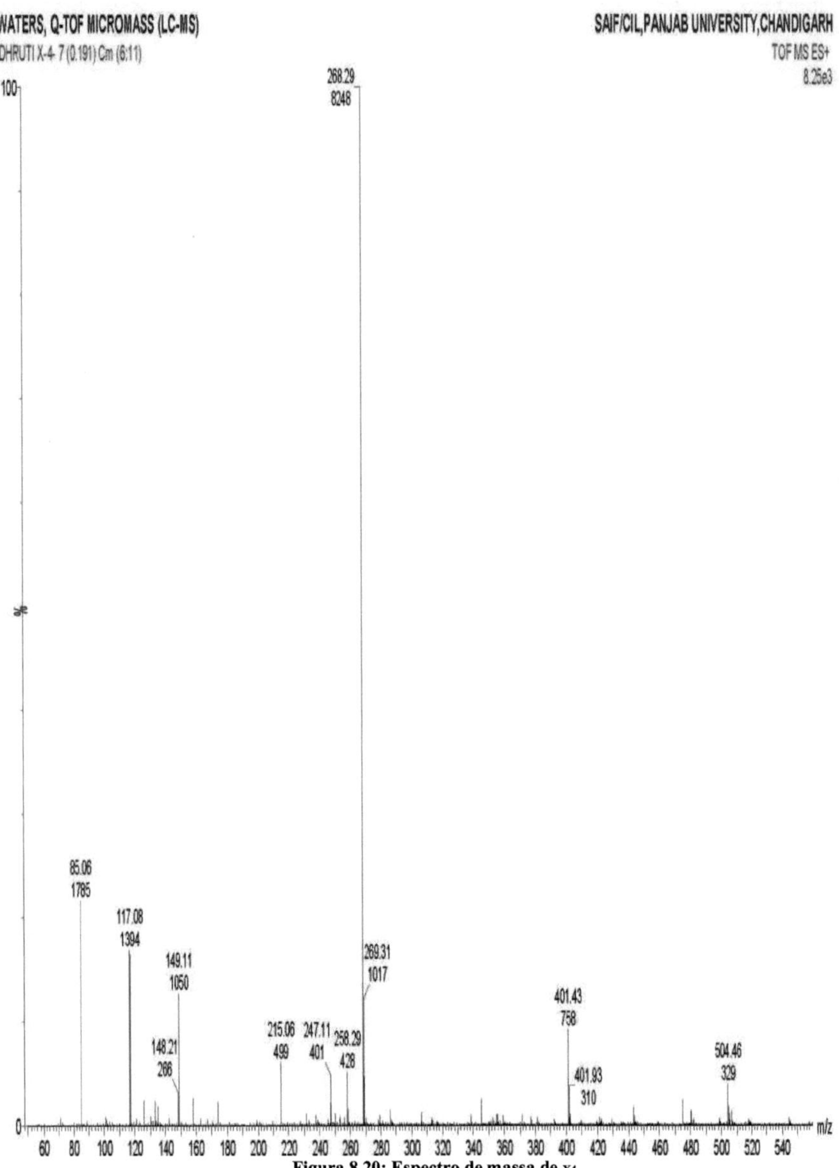

Figura 8.20: Espectro de massa de x4

8.3 Espectros de IV

1. Composto X

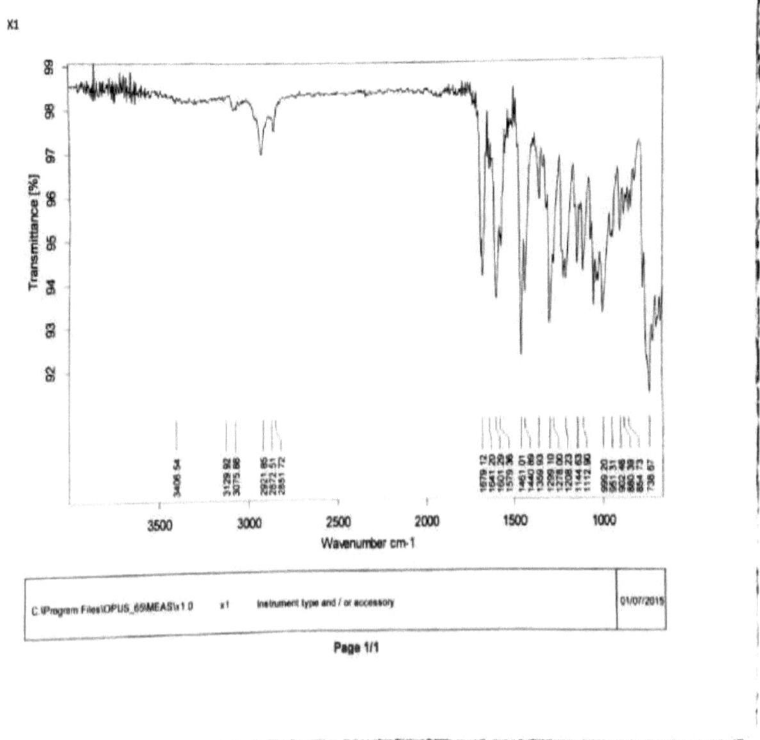

Figura 8.21: Espectro de IV de Xi

2. Composto x2

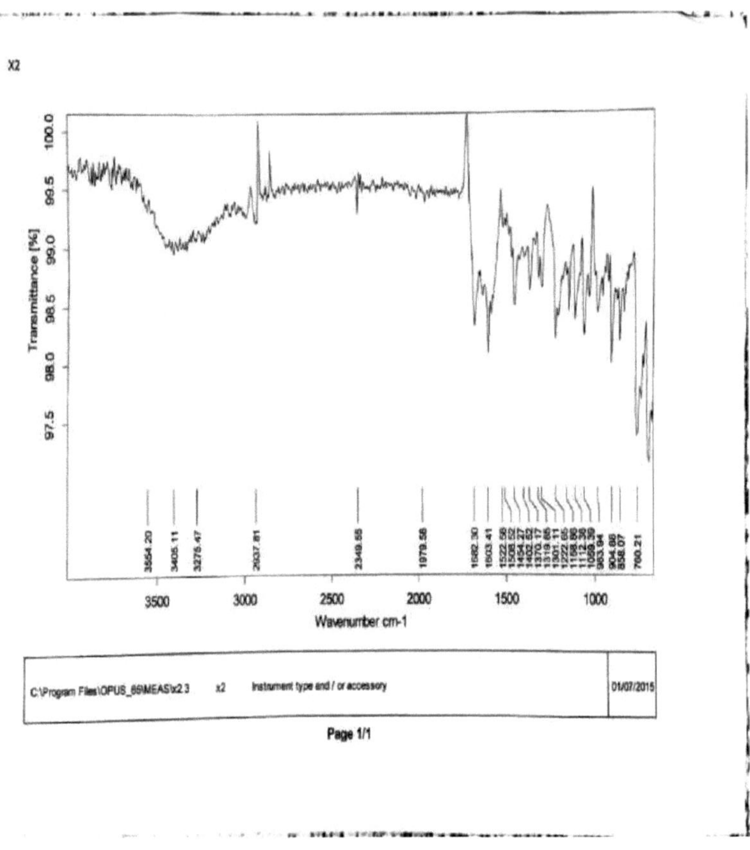

Figura 8.22: Espectro de IV de x2

3. Composto x3

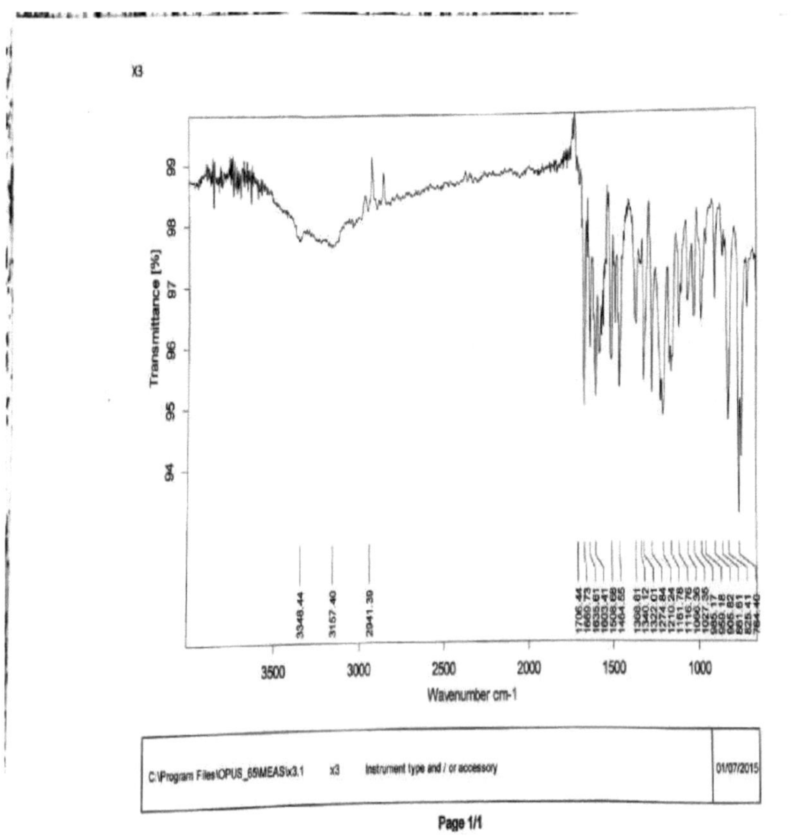

Figura 8.23: Espectro de IV de x3

4. Composto x4

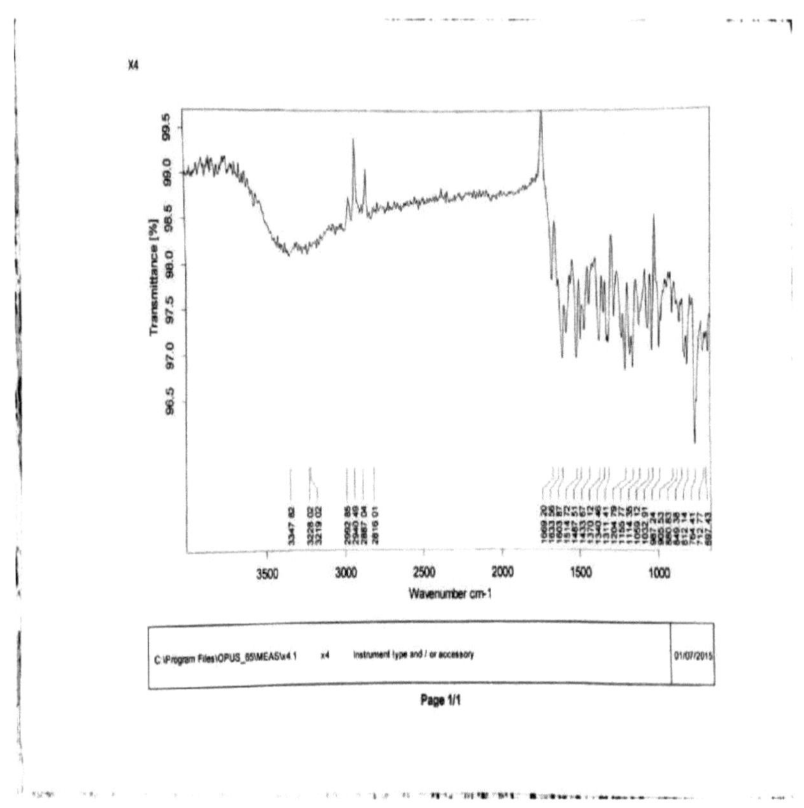

Figura 8.24: Espectro de IV de x4

8.4 Dados espectrais

Tabela 8.1: Dados de IR, NMR e espectros de massa

Co de No.	Estrutura	Dados	
Xi	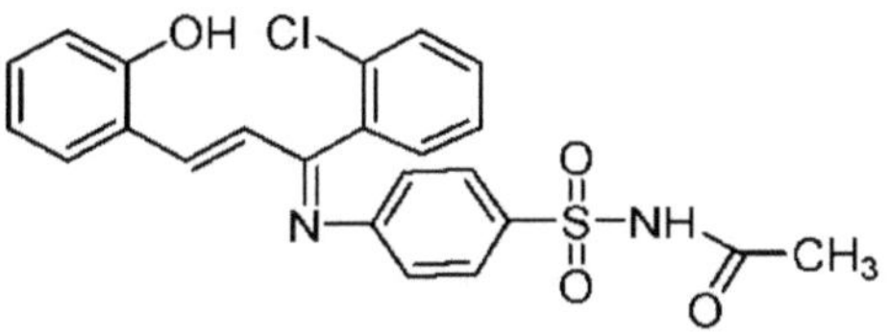	N.º de onda IR (c m-1)	3406 (-NH), 3075 (CH Str.), 1679 (C=O), 1601 (C=N), 1440 (Ar. C=C), 854(C-Cl), 1359 (SO2)
		[1]Deslocações químicas por RMN de H (PPM)	8,05 (s, 1H, NH), 7,95-7,02 (m, 12H, Ar-H), 6,91-6,89 (m, 1H, CH), 6,82-6,56 (m, 12H, Ar-H), 6,24 (s, 1H, OH), 5,90-5,9 (d, 1H, CH), 2,50 (s, 3H, -CH3)
		Massa(M/Z)	454 (M+)
x2	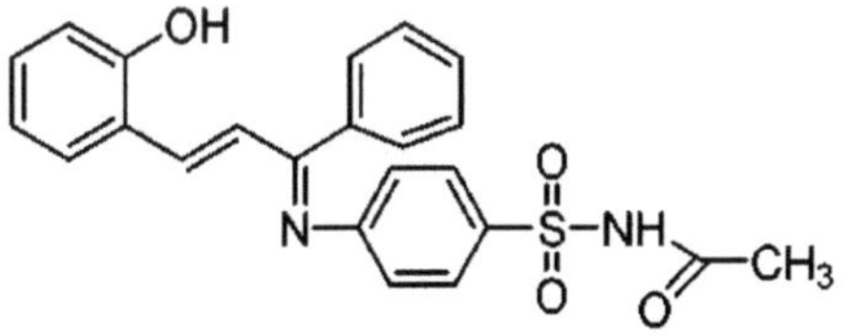	N.º de onda IR (c m- 1)	3554 (-NH), 1682 (C=O), 1603 (C=N), 3405 (OH), 1370 (SO2), 3275 (CH Str.), 1454 (Ar. C=C)
		[1]Deslocações químicas por RMN de H (PPM)	8,24 (s, 1H, OH), 7,95 (s, 1H, NH), 7,81-7,35 (m, 13H, Ar-H), 7,097,06 (m, 1H, CH), 5,66-5,62 (d, 1H, CH), 2.50 (s, 3H, - CH3)
		Massa (M/Z)	420,1 $(M)^{+1}$

X3	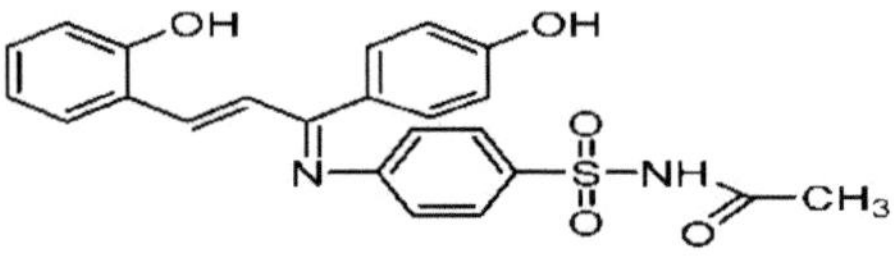	**N.º de onda IR (c m-1)**	3157 (OH), 2941 (CH Str.), 1669 (C=O), 1603 (C=N), 1464 (Ar. C=C), 1368 (SO2)
		Deslocações químicas de 1H- NMR (PPM)	10.15 (s, 1H, OH), 9.54 (s, 1H, OH), 8.27 (s, 1H, NH), 7.81-6.96 (m, 12H, Ar-H), 6.866.78 (m, 1H, CH), 5.53-5.49 (d, 1H, CH), 2.51-2.50 (d, 3H, -CH3)
		Massa (M/Z)	436.1 (M+)
X	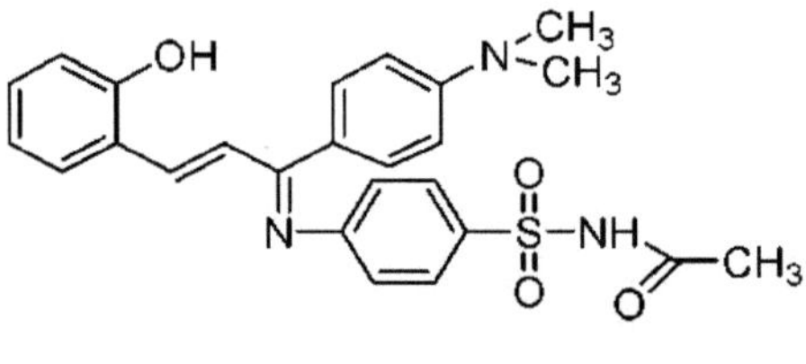	**N.º de onda IR (cm -1)**	3228 (OH), 1669 (C=O), 1603 (C=N), 1514 (Ar. C=C), 1370 (SO2)
		Deslocações químicas de 1H- NMR (PPM)	13,41 (s, 1H, OH), 8,24-8,21 (m, 1H, NH), 7,84-7,48 (m, 12H, Ar-H), 6,97-6,92 (m, 1H, CH), 3,04 (s, 6H, N(CH3)2), 2,50 (s, 3H, CH3)
		Massa (M/Z)	463.1 (M+)

Capítulo 9

RESULTADOS E DISCUSSÃO

9.1 Química:

Todos os compostos do título foram sintetizados de acordo com o esquema desenvolvido e confirmados por IR,[1] H NMR, LC-MS, TLC e análise elementar.

A o-hidroxiacetofenona foi reagida com um aldeído aromático substituído para produzir várias chalconas substituídas **(1a-1d)**. As caraterísticas físicas dos compostos foram estudadas juntamente com o valor Rf.

Tabela 9.1: Dados das Chalconas sintetizadas

Comp.	**Fórmula Mol.**	**Mol. Wt. (gm/mol.)**	**Rf**	**Cor (Aspeto)**	**P.M. (°C)**
1a.	C15H11O2Cl	258	0.76	Amarelo claro (Cristalino)	78-80
1b.	C15H12O2	224	0.50	Amarelo escuro (Cristalino)	53-55
1c.	C15H12O3	240	0.74	Amarelo acastanhado (Cristalino)	138-140
1d.	C17H17O2N	267	0.65	Vermelho Brilhante (Cristalino)	128-130

Sistema de solventes - n-hexano: acetato de etilo

Todas as chalconas substituídas foram refluxadas com sulfacetamida de sódio, o que levou à formação de bases de Schiff **(x1-x4)**.

Foram também efectuados estudos de análise elementar e de TLC para confirmar a formação de bases de Schiff de sulfonamidas incorporadas com chalconilo.

Tabela 9.2: Dados das bases de Schiff

Comp.	Mol. Fórmula	Mol. Wt.	Rf	Cor (Aspeto)	P.M. (°C)
Xi	C23H19N2O4S	454	0.87	Amarelo escuro (amorfo)	100-102
X2	C23H20N2O4S	420.1	0.91	Amarelo escuro (amorfo)	58-60
X3	C23H20N2O5S	436.1	0.50	Amarelo claro (Cristalino)	140-142
X4	C25H25N3O4S	463.1	0.77	Castanho avermelhado (Cristalino)	130-132

Sistema de solventes - Benzeno: Metanol

Tabela 9.3: Análise elementar dos compostos sintetizados

Composto	Calculado			Experimental		
	C	H	N	C	H	N
1a	69.64	4.29	-	69.22	3.96	-
1b	80.34	5.39	-	79.16	5.09	-
1c	74.91	5.03	-	74.53	4.73	-
id	76.38	6.41	5.24	76.08	5.99	4.75
Xi	60.72	4.21	6.16	60.39	3.81	6.65
X2	65.70	4.79	6.66	65.26	4.35	6.20
X3	63.29	4.62	6.42	62.88	4.21	5.98
X4	64.78	5.44	9.06	64.33	5.09	9.56

Os compostos foram ainda estudados por dados espectroscópicos - IR,[1] H NMR, LC-MS. As estruturas foram ainda confirmadas pelo aparecimento de bandas C=N a 1601-1603 cm^{-1} nos espectros de IR, nos desvios de 1H NMR, aparecimento de um singleto -NH e -CH3 na região 5=

8.277.29 e 2.51-2.50 respetivamente. Os restantes protões apareceram nos desvios químicos esperados.

9.2 Atividade antibacteriana:

Todos os compostos sintetizados (x1, x2, x3, x4) foram testados quanto à atividade antibacteriana pelo método de diluição em caldo, utilizando *E.coli, P.aeruginosa, S.aureus, S.pyogenus* como estirpes microbianas e sulfacetamida de sódio como padrão.

A diluição mais elevada que apresenta uma zona de inibição de pelo menos 99% é considerada a CIM, cujo resultado é muito afetado pelo tamanho do inóculo. A mistura de teste deve conter 10^8 organismo/ml.

Tabela 9.4: Tabela de atividade antibacteriana

Concentração mínima de inibição (pg/ml)					
S.N.	Composto	*E.coli*	*P. aeruginosa*	*S. aureus*	*S. pyogenus*
		MTCC 442	MTCC 441	MTCC 96	MTCC 443
1	Xi	200	200	100	125
2	X2	125	125	250	125
3	X3	200	100	250	200
4	X4	100	62.5	200	100
5	Sulfacetamida de sódio	62.5	100	50	100

O composto X4 mostrou uma atividade antibacteriana significativa a 62,5gg/ml em comparação com a sulfacetamida de sódio.

O DMSO foi utilizado como diluente / veículo para obter a concentração desejada de fármacos para testar em estirpes bacterianas padrão.

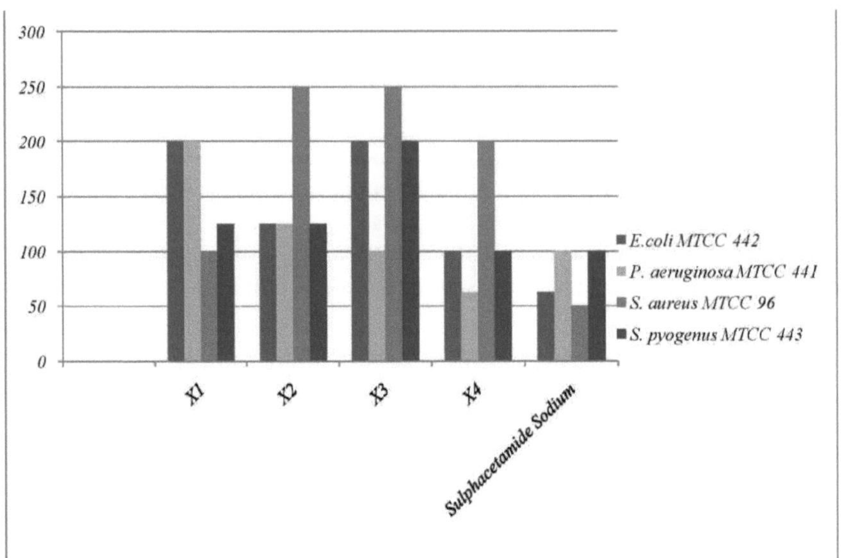

Figura 9.1: Representação gráfica da atividade antibacteriana dos compostos

9.3 Atividade antifúngica:

Todos os compostos sintetizados (x_1, x_2, x_3, x_4) foram testados quanto à atividade antifúngica pelo método de diluição em caldo, utilizando *C.albicans, A.niger* e *A.clavatus* como estirpes microbianas e sulfacetamida de sódio como padrão.

A diluição mais elevada que apresenta pelo menos 99 % de zona de inibição é considerada como CIM. O resultado é muito afetado pelo tamanho do inóculo. A mistura de teste deve conter 10^8 organismo/ml.

Tabela 9.5: Tabela de atividade antifúngica

Concentração Fungicida Mínima (pg/ml)				
S.N.	**Composto**	***C. albicans***	***A. niger***	***A. clavatus***
		MTCC 227	MTCC 282	MTCC 1323
1	Xi	500	1000	1000
2	x_2	1000	1000	>1000
3	x_3	>1000	1000	1000
4	X4	>1000	>1000	>1000

5	Sulfacetamida de sódio	250	250	250

O composto X1 mostrou uma atividade antifúngica moderada a 5()()Lig'"ml em comparação com a sulfacetamida de sódio.

O DMSO foi utilizado como diluente / veículo para obter a concentração desejada de fármacos para testar em estirpes bacterianas padrão.

9.4 Estudos informáticos:

1. Cálculo dos parâmetros físico-químicos - Foi calculada a TPSA (Topological Polar Surface Area) dos compostos sintetizados (x1-x4), ou seja, a superfície pertencente a átomos polares, é um descritor que demonstrou estar correlacionado com o transporte molecular passivo através da membrana e, por conseguinte, permite prever as propriedades de transporte do fármaco no intestino e a travessia da barreira hemato-encefálica. A % ABS foi calculada utilizando TPSA. A partir de todas estas propriedades, pode observar-se que todos os compostos sintetizados exibiram uma grande % de ABS que varia entre 68,975,9 %. A absorção cerebral de fármacos está geralmente relacionada com a lipofilicidade do fármaco, que pode ser expressa pelo log P. O valor do log P dos compostos testados foi encontrado no intervalo de 3,16-4,17 e não foi observada uma correlação clara entre a atividade antimicrobiana e a descrição da lipofilicidade dos compostos testados.
2. Previsão da toxicidade *in* silico- A previsão *in silico* do estudo de neurotoxicidade foi efectuada na folha de cálculo do software Pallas 3.7.1.2 para reduzir o peso dos animais experimentais e o resultado obtido do estudo de toxicidade *in silico*. A toxicidade dos compostos foi prevista através da combinação de conhecimentos e juízos toxicológicos com a utilização de técnicas de inteligência artificial QSAR de ponta. Os estudos *in silico* revelaram que todos os compostos estão isentos de sensibilidade, imunotoxicidade e neurotoxicidade. No entanto, há oncogenicidade, mutagenicidade, teratogenicidade e irritabilidade

RESUMO E CONCLUSÃO

Em resumo, o presente trabalho conclui um método simples e inovador para a síntese de bases de Schiff incorporadas com chalconilo sem utilizar produtos químicos dispendiosos e condições drásticas. Os pontos de fusão (°C) dos compostos sintetizados foram determinados em tubos capilares abertos e não foram corrigidos. A homogeneidade dos compostos foi monitorizada por cromatografia em camada fina ascendente (CCF) em placas de alumínio revestidas com sílica gel G, visualizadas por vapor de iodo. Os espectros de absorção de IV foram registados em reflectância difusa Bruker alpha KBr. [1]Os espectros de RMN H foram registados no espetrómetro Bruker advance 400 NMR a 400 MHz. [1]Os espectros de RMN H e de IV corresponderam às estruturas atribuídas. Os espectros de massa LC dos compostos foram registados em Water, Q-TOF, Micromass (LC-MS).

A maioria dos compostos apresentou uma atividade antimicrobiana considerável, como indicado no método de diluição em caldo, em comparação com o medicamento padrão. O composto X4 apresentou uma atividade antibacteriana significativa e os restantes apresentaram uma atividade fraca contra o teste. Por conseguinte, a natureza dos grupos na porção de chalcona é muito importante para a atividade antimicrobiana. O composto X1 apresentou uma atividade antifúngica moderada, enquanto os restantes mostraram a sua ausência. Estas novas descobertas podem ser benéficas para a investigação e o desenvolvimento futuros de bases de Schiff contendo núcleos de chalcona como novos agentes antimicrobianos.

REFERÊNCIAS

Tripathi K.D., "Essentials of Medical Pharmacology", Jaypee Brothers Medical Publishers (P) Ltd, 6th Edition, 2008, 667-683.

Mims, C. A., Playfair, J. H. L., Roitt, I. M., Wakelin, D., & Williams, R. *(1993).Medical microbiology*. Mosby Europe Limited

Nies, A. S., & Spielberg, S. P. (1996). Goodman and Gilman's The Pharmacological Basis of Therapeutics.

Yayli, N., Ucuncu, O., Yasar, A., Kucuk, M., Yayli, N., Akyuz, E., & Karaoglu, S. A. (2006). Síntese e actividades biológicas de derivados N-alquilo de o-, m-, e p-nitro (E)-4-azachalcones e fotoquímica estereosselectiva em solução, com cálculos teóricos. *Jornal Turco de Química*, *30*(4), 505.

Awasthi, S. K., Mishra, N., Kumar, B., Sharma, M., Bhattacharya, A., Mishra, L. C., & Bhasin, V. K. (2009). Potente atividade antimalárica de análogos de chalcona substituídos recentemente sintetizados in vitro. *Investigação em Química Medicinal*, *18*(6), 407420.

Achanta, G., Modzelewska, A., Feng, L., Khan, S. R., & Huang, P. (2006). Um derivado borónico-calcona exibe uma potente atividade anticancerígena através da inibição do proteasoma. *Molecular pharmacology*, *70*(1), 426-433.

Vasil'ev, R. F., Kancheva, V. D., Fedorova, G. F., Batovska, D. I., & Trofimov, A. V. (2010). Atividade antioxidante de chalconas: A determinação quimiluminescente da reatividade e o cálculo químico quântico das energias e estruturas dos reagentes e intermediários. *Kinetics and Catalysis*,*51* (4), 507-515.

Zhang, X. W., Zhao, D. H., Quan, Y. C., Sun, L. P., Yin, X. M., & Guan, L. P. (2010). Síntese e avaliação da atividade anti-inflamatória de derivados de chalcona substituídos. *Investigação em Química Medicinal*, *19*(4), 403-412

Everson da Silva, L., Teixeira, D. S. J., Nunes Maciel, E., Korting Nunes, R., Eger, I., Steindel, M., & Andrade Rebelo, R. (2010). Avaliação antiprotozoária in vitro de complexos de zinco e cobre baseados em sulfonamidas contendo ligandos de 8-aminoquinolina. *Cartas em Drug Design & Discovery*, *7*(9), 679-685.

Awasthi, S. K., Mishra, N., Dixit, S. K., Singh, A., Yadav, M., Yadav, S. S., & Rathaur, S. (2009). Atividade antifilarial da 1, 3-diarylpropen-1-one: efeito na glutationa-S-transferase, uma enzima de desintoxicação de fase II. *Jornal americano de medicina tropical e higiene*, *80*(5), 764-768.

Hamdi, N., Fischmeister, C., Puerta, M. C., & Valerga, P. (2011). Um acesso rápido a novas cumarinil chalconas e cromeno [4, 3-c] pirazol-4 (1H) substituídos - uns e suas atividades antibacterianas e de eliminação do radical DPPH. *Investigação em Química Medicinal*, *20*(4), 522-530.

Bag, S., Ramar, S., & Degani, M. S. (2009). Síntese e avaliação biológica de cetonas a, P-insaturadas como potenciais agentes antifúngicos. *Investigação em Química Medicinal*, *18*(4), 309-316.

Ryu, H. W., Lee, B. W., Curtis-Long, M. J., Jung, S., Ryu, Y. B., Lee, W. S., &

Park, K. H. (2009). Polifenóis de Broussonetia papyrifera exibindo potente inibição da a-glucosidase. *Journal of agricultural andfood chemistry*, *58*(1), 202208.
Reddy, M., Su, C. R., Chiou, W. F., Liu, Y. N., Chen, R. Y. H., Bastow, K. F., ... & Wu, T. S. (2008). Conceção, síntese e avaliação biológica de bases de Mannich de análogos heterocíclicos de chalconas como agentes citotóxicos. *Bioorganic & medicinal chemistry*, *16*(15), 7358-7370.
Begum, N. A., Roy, N., Laskar, R. A., & Roy, K. (2011). Estudos larvicidas de mosquitos de alguns análogos de chalcona e seus produtos derivados: análise da relação estrutura-atividade. *Investigação em Química Medicinal*, *20*(2), 184-191.
Kaushik, S., Kumar, N., & Drabu, S. (2010). Síntese e actividades anticonvulsivantes de fenoxicalconas. *A Pesquisa Farmacêutica*, *3*, 257-262.
Najafian, M., Ebrahim-Habibi, A., Hezareh, N., Yaghmaei, P., Parivar, K., & Larijani, B. (2011). Trans-chalcona: um novo inibidor de pequenas moléculas da alfa-amilase de mamíferos. *Relatórios de biologia molecular*, *38*(3), 1617-1620.
Zarghi, A., Zebardast, T., Hakimion, F., Shirazi, F. H., Praveen Rao, P. N., & Knaus, E. E. (2006). Síntese e avaliação biológica de 1, 3-difenilprop-2- en-1-onas que possuem um metanossulfonamido ou um farmacóforo azido como inibidores da ciclooxigenase-1/-2. *Bioorganic & medicinal chemistry*, *14*(20), 70447050.
Chimenti, F., Fioravanti, R., Bolasco, A., Chimenti, P., Secci, D., Rossi, F., ... & Alcaro, S. (2009). Chalconas: um andaime válido para inibidores de monoamina oxidases. *J. Med. Chem*, *52*(9), 2818-2824.
20.http://shodhganga.inflibnet.ac.in/bitstream/10603/2520/8/08_chapter%201.pdf
Rahman, M. A. (2011). Chalcone: A valuable insight into the recent advances and potential pharmacological activities. *Chem. Sci. J*, *29*, 1-16.
Akihisa, T., Tokuda, H., Ukiya, M., Iizuka, M., Schneider, S., Ogasawara, K., & Nishino, H. (2003). Chalconas, cumarinas e flavanonas do exsudado de Angelica keiskei e os seus efeitos quimiopreventivos. *Cancer letters*, *201* (2), 133137.
Rahman, M. A. (2011). Chalcone: A valuable insight into the recent advances and potential pharmacological activities. *Chem. Sci. J*, *29*, 1-16.
Smith, H. E., & Paulson, M. C. (1954). The Preparation of Chalcones from Hydroxy and Methoxy Aldehydes and Ketones1. *Journal of the American Chemical Society*, *76*(17), 4486-4487.
Suwito, H., Kristanti, A. N., & Puspaningsih, N. N. T. (2014). Chalconas: Síntese, diversidade de estruturas e aspectos farmacológicos. *Jornal de Pesquisa Química e Farmacêutica*, *6*(5).
Dao, T. T. H., Linthorst, H. J. M., & Verpoorte, R. (2011). Chalcone synthase e suas funções na resistência das plantas. *Phytochemistry Reviews*, *10*(3), 397-412.
Rang, H. P., Dale, M. M., Ritter, J. M., Flower, R. J., & Henderson, G. (2014).*Rang & Dale's Pharmacology: with STUDENT CONSULT Online Access*. Elsevier Ciências da Saúde, 663.
Vibhute, Y. B., & Baseer, M. A. (2003). Síntese e atividade de uma nova série de

Chalconas como agentes antibacterianos. *JORNAL INDIANO DE QUÍMICA SECÇÃO B*, *42*(1), 202-205.
Prasad, Y. R., Rao, A. L., & Rambabu, R. (2008). Síntese e atividade antimicrobiana de alguns derivados de chalcona. *Jornal de Química*, *5*(3), 461-466.
Tiwari, B., Pratapwar, A. S., Tapas, A. R., Butle, S. R., & Vatkar, B. S. (2010). Síntese e atividade antimicrobiana de alguns derivados de chalcona. *Int. J. ChemTech Res*, *2*, 499-503.
Nowakowska, Z., K^dzia, B., & Schroeder, G. (2008). Síntese, propriedades físico-químicas e avaliação antimicrobiana de novas (E)- chalconas. *Revista Europeia de Química Medicinal*, *43*(4), 707-713.
Shivahare, R., Korthikunta, V., Chandasana, H., Suthar, M. K., Agnihotri, P., Vishwakarma, P., ... & Narender, T. (2014). Síntese, Relações Estrutura-Atividade e Estudos Biológicos de Chromenochalcones como Potenciais Agentes Antileishmaniais. *Jornal de química medicinal.*
Sikander, M., Malik, S., Yadav, D., Biswas, S., Katare, D. P., & Jain, S. K. (2011). Atividade citoprotetora de uma trans-chalcona contra a toxicidade induzida por peróxido de hidrogênio em células de carcinoma hepatocelular (HepG2). *Asian Pac J Cancer Prev*, *12* (10), 2.
Balasubramanian, R., Iqbal, H., Vijayagopal, R., & Chandrika, B. (2013). Síntese e avaliação preliminar de uma biblioteca de chalcona focada para atividade antiinflamatória. *Ind J Pharm Educ Res*, *47*(4), 31-38.
Prasad, Y. R., Kumar, P. P., Kumar, P. R., & Rao, A. S. (2008). Síntese e atividade antimicrobiana de algumas novas chalconas de 2-acetilpiridina. *Journal of Chemistry*, *5*(1), 144-148.
Nagaraj, A., & Reddy, C. S. (2008). Síntese e estudo biológico de novas bis-chalconas, bis-tiazinas e bis-pirimidinas. *Jornal da Sociedade Química Iraniana*, *5*(2), 262-267.
Habib, S. I., & Kulkarni, P. A. Síntese e atividade antimicrobiana de algumas novas chalconas de piridina/pirrolo carboxaldeído.
Seedhar, N. Y., Jayapal, M. R., Prasad, K. S., & Prasad, P. R. (2010). Síntese e caraterização de 4-hidroxi chalconas usando PEG-400 como solvente reciclável. *Res. J. Pharm. Biol. Chem. Sci*, *1*, 480-485.
Bandgar, B. P., Gawande, S. S., Bodade, R. G., Gawande, N. M., & Khobragade, C. N. (2009). Síntese e avaliação biológica de uma nova série de pirazol chalconas como agentes anti-inflamatórios, antioxidantes e antimicrobianos. *Bioorganic & medicinal chemistry*, *17*(24), 8168-8173.
Tomar, V., Bhattacharjee, G., & Kumar, A. (2007). Síntese e avaliação antimicrobiana de novas chalconas contendo piperazina ou 2, 5-dicloro-tiofeno. *Bioorganic & medicinal chemistry letters*, *17*(19), 5321-5324.
Azad, M., Munawar, M. A., & Siddiqui, H. L. (2007). Atividade antimicrobiana e síntese de chalconas à base de quinolina. *Journal of Applied Sciences*, *7*(17), 24852489.

Panchal, A. D., Kunjadia, P. D., & Patel, P. M. (2011). Síntese e avaliação biológica de derivados de chalcona ligados a triazóis. *Jornal Internacional de Ciências Farmacêuticas e Pesquisa de Medicamentos*, *3*(4).

Liaras, K., Geronikaki, A., Glamoclija, J., Ciric, A., & Sokovic, M. (2011). Chalconas à base de tiazóis como potentes agentes antimicrobianos. Síntese e avaliação biológica. *Bioorganic & medicinal chemistry*, *19*(10), 3135-3140.

Gupta, S., Shivahare, R., Korthikunta, V., Singh, R., Gupta, S., & Tadigoppula, N. (2014). Síntese e avaliação biológica de chalconas como potenciais agentes antileishmaniais. *Revista europeia de química medicinal*, *81*, 359-366.

Ameta, K. L., Rathore, N. S., & Kumar, B. (2011). Síntese de algumas novas chalconas e sua conversão fácil de um pote em 2-aminobenzeno-1, 3-dicarbonitrilas usando malononitrila. *Analele Universitatii Bucuresti Chimie*, *20*(1), 15-24.

6.Solankee, A., Kapadia, K., Ciric, A., Sokovic, M., Doytchinova, I., & Geronikaki, A. (2010). Síntese de algumas novas chalconas à base de S-triazina e seus derivados como potentes agentes antimicrobianos. *Revista Europeia de Química Medicinal*, *45*(2), 510-518.

Raghav, N., & Garg, S. (2013). SÍNTESE DE NOVAS CHALCONAS DE BASES DE SCHIFF E ESTUDO DO SEU EFEITO NA ALBUMINA DE SORO BOVINO. *Jornal Asiático de Investigação Farmacêutica e Clínica*, *6*(4).

Moorthy NSHN, Singh RJ, Singh HP, e Gupta SD. *Chem Pharm Bull,* **2006,** 54(10); 1384-1390.

Manual de procedimentos de microbiologia clínica, Henryd. Isenberg, vol. II, capítulo 5, 2ª edição, p. 5.0.1

Desai, N. C., Shihora, P. N., & Moradia, D. L. (2007). Síntese e caraterização de novas quinazolinas como potenciais agentes antimicrobianos. *JORNAL INDIANO DE QUÍMICA SECÇÃOB*, *46*(3), 550.

Ferraro, M. J. (2000). National committee for clinical laboratory standards methods for dilution antimicrobial susceptibility tests for bacteria that grow aerobically: approved standard. *Comité Nacional para as Normas de Laboratórios Clínicos, Wayne, PA*, 36.

Shadomy, S. (1991). In Manual of Clinical Microbiology; Albert, B., Ed., 1173

Rattan, A. (2000). Antimicrobials in laboratory medicine. *Churchill BI, Livingstone, Nova Deli, 85*.

Zhao, Y. H., Abraham, M. H., Le, J., Hersey, A., Luscombe, C. N., Beck, G., ... & Cooper, I. (2002). Etapas de taxa limitada de absorção oral humana e estudos QSAR. *Pharmaceutical research*, *19*(10), 1446-1457.

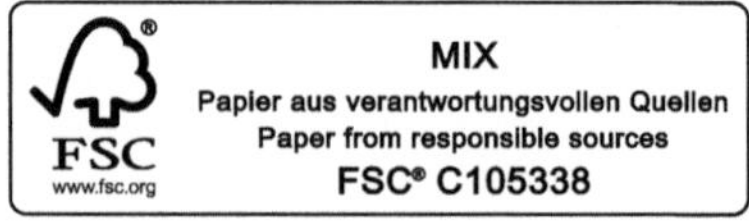

Printed by Books on Demand GmbH, Norderstedt / Germany